Hans-Joachim Maaz
Angstgesellschaft

Hans-Joachim Maaz

Angstgesellschaft

Frank & Timme
Verlag für wissenschaftliche Literatur

ISBN 978-3-7329-0852-3

Herstellung durch Frank & Timme GmbH,
Wittelsbacherstraße 27a, 10707 Berlin.
Printed in Germany.
Gedruckt auf säurefreiem, alterungsbeständigem Papier.

www.frank-timme.de

Inhalt

Ein Selbstbekenntnis als Einleitung

Dieses Buch ist praktisch der Abschluss meiner psychosozialen Analysen. Es begann mit dem *Gefühlsstau*[1], der im *falschen Leben*[2] einer *narzisstischen Gesellschaft*[3], wo er sich in der unvermeidbaren gesellschaftlichen Krise als Abwehr schmerzlicher Erkenntnisse fortsetzt, zu einem *gespaltenen Land*[4] führen muss. In „Das gespaltene Land" habe ich die denkbaren und wahrscheinlichen gesellschaftlichen Krisenszenarien beschrieben und dabei an erster Stelle einen Demokratie-Crash aufgeführt. Das Ende demokratischer Verhältnisse ist mit der unbegründeten Feststellung einer „epidemischen Lage von nationaler Tragweite" vollzogen. Diese Entwicklung ist für mich der Beweis dafür, dass sich in Deutschland nach 1945 keine wirkliche Demokratie entfalten konnte, sondern nur ein von außen verordnetes Demokratie-Spiel installiert worden ist. Dabei wurde eine innerseelische Demokratisierung in den einzelnen Menschen nicht beachtet, die nur durch eine bessere Frühbetreuung der Kinder ohne ihre Selbstentfremdung zu erreichen wäre.

Mit dem jetzt stattfindenden Demokratie-Crash verbinde ich eine gute Nachricht: Es ist auch das Ende eines bisher falschen Lebens in narzisstischer Normopathie. Aber die schlechte Nachricht ist – es droht uns ein noch falscheres Le-

---

1 H.-J. Maaz, „Der Gefühlsstau", 1990.

2 H.-J. Maaz, „Das falsche Leben", 2017.

3 H.-J. Maaz, „Die narzisstische Gesellschaft", 2012.

4 H.-J. Maaz, „Das gespaltene Land", 2020.

ben: der Umschlag von der narzisstisch-finanzkapitalistischen Normopathie, einer krankhaften profitorientierten Wachstumsgesellschaft, in eine digital-totalitäre (Welt-)Herrschaft. Möglicherweise gibt es unter den paar Super-Milliardären der Finanzwelt diesen oder jenen Philanthropen, dessen narzisstischer Größenwahn von einer Rettung der Menschheit träumt, was z. B. bei der Impfkampagne eines Bill Gates[5] diskutiert wird. Ein Trost ist das nicht.

Thomas Röper hat in einem Buch „Inside Corona – Die wahren Ziele hinter COVID-19" mit fast 500 Originalquellen überzeugend belegen können, dass die Pandemie schon seit Jahren in mehreren Phasen vorbereitet worden ist. Eine Angst-Herrschaft ist der erfolgreichste Weg, um politisch-ökonomische Ziele auf undemokratischen Wegen zu erreichen. Ängste machen die Perspektive eng und die freie Wahrnehmung unfrei, sie lassen ihre Opfer für Maßnahmen einer Gesundheits-Diktatur empfänglich werden. In diesem Buch bin ich bemüht, das verhängnisvolle Zusammenspiel von Angst-Herrschaft mit einer massenhypnotischen Unterwerfungsbereitschaft zu beschreiben und zu analysieren. Die seit Jahrzehnten fortbestehende Selbstentfremdung des größten Teils der Kinder hat eine Fügsamkeit geschaffen, auf welche der Plan für ein Angst-Regime verlässlich bauen konnte.

Autoritäre Machtformen werden immer gebraucht und gewünscht von frühtraumatisierten Menschen, die nur in Abhängigkeit ihr Leben gestalten können. Dagegen bin ich nach den Erkenntnissen meiner therapeutischen und supervisorischen

5 Neue Zürcher Zeitung vom 24.09.2021. Patrick Zoll: „Ist Bill Gates der Retter der Menschheit oder ein Bösewicht? Warum seine Stiftung so viel Kritik erntet, obwohl sie vorgibt, Gutes zu tun."

Arbeit überzeugt, dass Eigenständigkeit in sozialer Bezogenheit die beste und natürlichste menschliche Lebensform ist. Dies werden die herrschenden Eliten niemals zulassen, weil ihnen dann das Machtgefühl als Droge für das eigene narzisstische Defizit verloren ginge. Aber ich halte es immer für möglich, innerhalb einer Gemeinschaft, in die man essentiell verwoben ist, ein reifes, eigenständiges Selbst auszubilden und dieses Eigene sowohl sozial- wie selbstverantwortlich zu leben.

Unter einer Angst-Herrschaft werden die ganz persönlichen Lebensängste und die berechtigten Zukunftsängste politisch missbraucht, um eine „Neue Normalität" der Herrschaft unter Auflösung des bisherigen Demokratie-Spiels zu etablieren. Obwohl ich eine solche politische Fehlentwicklung seit über 30 Jahren als psychodynamische Unvermeidbarkeit normopathischer Verhältnisse beschreibe, wollte ich deren politische Realisierung in einem Deutschland, das in etwa 80 Jahren bereits zwei totalitäre Regime gestaltet hat, nicht mehr für möglich halten. Diese eigene Verleugnung besseren Wissens ordne ich als schützende seelische Abwehr ein, die ich aber, konfrontiert mit der Entwicklung eines Corona-Wahns, nicht mehr aufrechterhalten kann.

Das falsche Leben hat sich inzwischen so zugespitzt, dass dissidente Ansichten nicht mehr ohne Puffer geäußert werden können. Und so muss auch ich, um nicht sogleich und vollständig einer Diskriminierung als Obskurantist zum Opfer zu fallen, hier vorsorglich erklären: Ja, das Virus existiert, ja, es gibt eine Corona-Infektion mit leichten, schweren und tödlichen Verläufen – während des Schreibens an diesem Buch bin ich selbst relativ heftig an COVID-19 erkrankt. Und ich bin natürlich kein Impfgegner, bin selbst vielfach geimpft, aber die bisher eingesetzten gentechnischen medizinischen Eingriffe verdienen ihren Namen als „Impfstoffe" nicht, denn sie schützen kaum und sind keineswegs weitgehend unbedenklich.

Ich bin nach umfangreicher Recherche in zahlreichen freien und alternativen Medien zu der Überzeugung gelangt, dass es bei der öffentlichen Anti-Corona-Politik nicht mehr um Gesundheitsschutz geht – höchstens marginal –, dies aber von einer großen Zahl von Menschen durch den Angstkomplex, der Verunsicherung, Einschüchterung und Abhängigkeit aktiviert hat, geglaubt wird. Es spricht so viel gegen den behaupteten Gesundheitsschutz: Die meisten Zahlen, Statistiken, Testergebnisse werden nicht kritisch diskutiert, sind falsch interpretiert oder sogar gefälscht. Dass die Anti-Corona-Maßnahmen hilfreich sind, lässt sich in keiner Weise evidenzbasiert bestätigen, und der berechtigte Verdacht auf erhebliche Schäden ist nicht widerlegt. Gegen die mRNA-Impfungen lassen sich medizinisch erhebliche Bedenken äußern, die in der öffentlichen Diskussion nicht berücksichtigt werden. Gegen wissenschaftliche Begründungen für die Corona-Politik können andere wissenschaftliche Erkenntnisse in Stellung gebracht werden, die aber nicht angemessen diskutiert werden dürfen – entweder werden sie von vornherein als Minderheitsmeinung apostrophiert und damit marginalisiert oder man entzieht ihnen die öffentliche Plattform. Und was schließlich die gern proklamierte Gefahr einer möglichen Überforderung des Gesundheitssystems durch Corona anbelangt: Diese Proklamation kann niemand ernstnehmen, solange Krankenhäuser geschlossen, Intensivbetten abgebaut und für das Pflegepersonal keine besseren Bedingungen in Form von angemessener Bezahlung und reduzierter Belastung realisiert werden.

Ich will in diesem Buch keine einzelnen Belege dieser Feststellungen bringen, diese sind in den Alternativmedien vielfach zu finden. Ich beschäftige mich mit der Analyse und Deutung, wie und warum eine Angst-Gesellschaft erneut in eine Diktatur geführt werden kann, wobei die Angst für viele den Weg bereitet, dies freiwillig und gerne zu tun. Das ist schon bitter genug, aber die damit verbundene Feindseligkeit bis Gewalt gegen eine andersdenkende Minderheit ist unerträglich. Wenn krankhafte Verstörung politisch gewollt und missbraucht und in soziale Destruktivität mit Hass und Gewalt verwandelt wird, kann ich als Psychiater und Psychotherapeut nicht schweigend zuschauen oder gar eine solche Pathologie noch unterstützen. Ich will mit diesem Buch über Psychodynamiken aufklären und Angst-Verhalten analysieren und deuten. Ich kämpfe damit entschieden gegen eine neue totalitäre Herrschaft und bin bemüht, die Voraussetzungen für bessere demokratische Verhältnisse zu begründen.

Bei allen Erkenntnissen und Analysen lande ich immer wieder bei der Frage, ist die abnorme gesellschaftliche Entwicklung das Symptom eines Massenwahns, wofür vieles spricht, oder die Folge und Absicht eines politisch-ökonomisch-ideologischen Plans? Ich gehe von einem kollusiven Zusammenspiel aus: Der „Plan“ schafft mit einer gezüchteten Pandemie-Angst eine wahnhafte Angstabwehr. Der Wahn ermöglicht eine politische Entwicklung, die Mächtige zu einem Plan nutzen können. So ist das Wechselspiel: Angst hilft, einen Plan zu schmieden – der Plan schafft und nutzt die Ängste!

Zur Psychodynamik des Extremismus

In der Extremismustheorie gibt es keine eindeutige Definition für Extremismus. In der Bundesrepublik Deutschland wird der Begriff politisch verwendet: für Einstellungen und Bestrebungen, die eine freiheitliche, demokratische Grundordnung bekämpfen und abschaffen wollen. Gegen die demokratischen Werte von Freiheit und Gleichheit der Menschen, von Gewaltenteilung und Rechtsstaatlichkeit, Pluralismus mit Mehrheitsprinzip und Minderheitenschutz erhebt der Extremismus nach dieser Definition einen Absolutheitsanspruch mit der Überzeugung, es gebe objektive Erkenntnisse von absoluter Wahrheit, in deren Besitz die Extremisten seien. So entsteht totalitäres Denken, das eine Mehrdeutigkeit, Relativität, Subjektivität und Dynamik von Erkenntnissen nicht akzeptiert und sogar leugnet.

Ich stimme den Erkenntnissen von Fabian Fischer[6] zu, dass das Streben nach einem radikalen Wahrheitsanspruch Menschen hilft, Identität und psychosozialen Halt in einer ideologischen Gruppe zu finden, durch einfache monokausale Erklärungen zu psychischer Sicherheit in bedrohlichen und unübersichtlichen Verhältnissen zu gelangen und eigene Probleme und Schwächen durch Projektion zu externalisieren. Als wesentliche Motive für extremistische Positionen werden Ängste und Schutzbedürfnisse in einer sich wandelnden und komplexer werdenden Welt verstanden.

6 F. Fischer, „Die konstruierende Gefahr – Feindbilder in politischem Extremismus", 2018.

Auch wenn die politische, ideologische oder religiöse Orientierung des Extremismus (z. B. Links- oder Rechtsextremismus, Islamismus) sehr verschieden ist, gibt es Gemeinsamkeiten in den psychodynamischen Quellen extremistischen Verhaltens und in der Zielstellung. Es geht immer um totalitäre Macht im Sinne eines Alleinvertretungsanspruches. Es geht um Dogmatismus des Denkens und Radikalität des Verhaltens, um fanatische Ausblendung der Realität und um Verfolgung, Verachtung und Vernichtung Andersdenkender und Kritiker. Das Sowohl-als-auch-Denken wird verpönt und auf ein Entweder-oder-Denken reduziert. Entweder gut oder böse, richtig oder falsch, entweder für oder gegen: Wer nicht für uns ist, ist automatisch ein Gegner oder: Wer nicht für den Frieden ist, der ist für den Krieg – oder aktuell: Wer nicht für die Anti-Corona-Maßnahmen der Regierung ist, ist ein Corona-Leugner, ein Covidiot. Oft klärt erst der zeitliche und geografische Abstand zu totalitären Systemen den Blick. Dann ist Gelegenheit, zu analysieren und verstehen zu wollen, dann werden die Ziele von Herrschaft und Größenwahn genannt und die menschenfeindlichen, undemokratischen, ungerechten, destruktiven bis verbrecherischen Mittel und Wege ausführlich dargestellt und angemessen verurteilt – zu Recht.

Was aber zumeist offenbleibt, ist die Analyse der Psychodynamik individuellen und massenhaften Verhaltens der beteiligten Mehrheit an totalitären Systemen. Ohne eine Mehrheit von Mitläufern und Mittätern ist extremistische Machtübernahme nicht möglich. Die psychodynamischen Ursachen extremistischer Selbstentfremdung der vielen Einzelnen und der normopathischen Fehlentwicklung von Gruppen, Gesellschaften und Staaten werden meistens nicht erfasst und weiter untersucht. Hier setzt meine Analyse an: Individuell zugrunde liegt dem

Ganzen immer eine Selbstentfremdung, ein Gefühlsstau und ein primitiver seelischer Abwehrvorgang: eine Abspaltung mit Projektion. Die Gefahr extremistischer, radikaler Haltungen und Einstellungen entsteht vor allem durch die Frühtraumatisierung von Kindern, wie ich sie in den Mütterlichkeits- und Väterlichkeitsstörungen differenziert beschreibe.[7] Es geht um die Störungsfolgen psychosozialer

- Bedrohung (Mutterbedrohung)
- Besetzung (Mutterbesetzung)
- Ungeliebtheit (Muttermangel, Liebesmangel)
- Abhängigkeit (Muttervergiftung)
- Hemmung (Vaterterror)
- Unterwerfung (Vatererpressung)
- Vernachlässigung (Vaterflucht)
- Überforderung (Vatermissbrauch)

Die Folgen früher Eltern-Kind-Beziehungsstörungen führen zu Selbstentfremdungen mit prägenden Strukturstörungen der Persönlichkeitsentwicklung (Mütterlichkeitsstörungen) oder zu immer wiederkehrenden neurotischen Konflikten (Väterlichkeitsstörungen). So werden die Menschen mit *Frühstörungen* als Erwachsene entsprechend gestört agieren:

- Die *Frühbedrohten* werden ihr Leben lang die Welt und alle Erfahrungen als prinzipiell bedrohlich erleben.
- Die *Frühbesetzten* werden ihr Leben lang misstrauisch bleiben und in allen Beziehungen mit der Angst, aus-

7 H.-J. Maaz, „Das falsche Leben“ (2017), „Das gespaltene Land“ (2020).

genutzt zu werden, des Eigenen beraubt zu werden, auf Distanz bleiben.

- Die *Ungeliebten* werden das narzisstische Defizit ihr Leben lang durch unendliche Anstrengungen auffüllen wollen und mit allen Erfolgen doch unglücklich bleiben.
- Die *Abhängigen* werden ihr Leben lang Beziehungen und soziale Verhältnisse suchen, in denen sie mitgenommen werden und gesagt bekommen, was zu tun oder zu lassen ist, um auf keinen Fall selber entscheiden zu müssen.
- Die eingeschüchterten *Gehemmten* werden sich immer unterwerfen und willfährige Mittläufer sein, die Obrigkeit „lieben" und verehren wollen, doch bei Machtverlust das bisher Verehrte sofort verlassen, verachten und herabwürdigen. Der Gehemmte trägt immer einen Dolch im Gewand.
- Die zum Gehorsam *Erpressten* werden besonders erfolgreich sein wollen – in Form einer pervertierten Aggression besser als der „Herr" – und sich dadurch abheben und Eigenes erreichen wollen, aber ohne das erpresste Verhaltensmuster grundsätzlich zu verlassen.
- Die *Vernachlässigten* werden sich lieber passiv treiben lassen als aktiv das eigene Leben zu gestalten. In der Verweigerung liegt pervertierte Aggression mit der Botschaft an die soziale Umwelt, den Sozialstaat: „Nun versorgt mich mal ordentlich!" Die Helfer sind dann die Opfer.
- Die *Leistungs-Missbrauchten* werden sich permanent überfordern, keine Begrenzung akzeptieren und sich

doch am Ende durch Erschöpfung und Erkrankung selbstschädigend an den Antreibern rächen.

Im Grunde sind alle Bedrohten, Besetzten, Ungeliebten und Abhängigen permanent verführbar, in extremistischen Strukturen ihre Angst und Unsicherheit zu binden und sozialen Halt in klaren, autoritären Verhältnissen und einer gleichgesinnten Gemeinschaft zu finden. Und die Gehemmten, Erpressten, Vernachlässigten und Überforderten werden ihre prinzipielle neurotische Konflikthaftigkeit (Hemmung vs. Aufruhr, Gehorsam vs. Widerstand, Passivität vs. Aktivität und Anstrengung vs. Begrenzung) gerne so zu lösen bereit sein, wie es den früh anerzogenen, einseitigen Forderungen nach Gehorsam und Unterwerfung und den belastenden Erfahrungen von Vernachlässigung und Überforderung entspricht.

Keine extremistische oder radikale Position ohne grundlegende psychosoziale Störung.

Hier werden viele gern zustimmen, weil sie sofort an die bekannten Bösewichter denken: an Nazis, Stalinisten, Islamisten, Terroristen. Schwieriger wird die Zustimmung bereits, wenn z. B. Rechts- und Linksextremismus als gleich bedrohlich benannt werden, denn „Rechts" soll in der öffentlichen Darstellung schlimmer sein als „Links", entsprechend den dominierenden politischen Machtinteressen. Werden politische Gegner und Kritiker, werden Andersdenkende in autoritären Systemen als Extremisten bedroht, dann sind das meistens Helden des Widerstandes. In der Krise demokratischer Systeme aber bucht man sie ab als Verirrte, Nicht-Informierte, Zu-Belehrende, Zu-Erziehende, Gefährder, die beobachtet, kontrolliert und bedroht werden müssen, bis sie endlich „Vernunft“ angenommen haben: also denken wie die Mehrheit.

Die Schweizer haben für ein Denken, das Menschen und Sachverhalte in Schubladen steckt, ein eigenes Verb: schubladisieren. Für das Verständnis meiner Perspektive ist mir wichtig, auf die Folgen des stigmatisierenden Denkens in Schablonen hinzuweisen. „Nazis“, „Rechtsextreme“, „Reichsbürger“, „Antisemiten“, „Querdenker“, „Verschwörungstheoretiker“, „Leugner“, „Covidioten“ – werden solche Etiketten ohne inhaltliche Begründung verteilt, dann pervertieren die benutzten Begriffe zu sinnentstellten Schimpfwörtern. Und psychodynamisch geschieht etwas Gefährliches, denn die „guten“ Verfolger der „bösen“ Verfolgten werden selbst zu den Extremisten, die sie eigentlich anprangern und bekämpfen wollen. Das ist doppelt verstörend, weil man sich beim Angriff mit einer dahingeworfenen, belasteten Begrifflichkeit leicht moralisch überlegen fühlen und so selbst betrügen kann und zugleich im Kampf der Begriffe das Übel selbst praktiziert, indem man die eigene Verstörung auf Feindbilder projiziert. „Keine Toleranz den Intoleranten“ ist der Inbegriff einer „intellektuellen“ Verstörung, die weder in der Lage ist, Ursachen von Intoleranz zu verstehen, noch selbst toleranzfähig zu sein. Das ist eine typisch-gestörte Position von Extremisten.

Die dargestellten psychosozialen Folgen der frühen Beziehungsstörungen, auf denen Weltsicht und Lebenseinstellung der Extremisten beruhen, sind immer mit einem Gefühlsstau verbunden:

Die frühe Erfahrung von Bedrohung, Besetzung und Liebesmangel hatte natürlich Angst gemacht, weil der berechtigte Hass gegen eine solche verletzende Behandlung nicht gelebt werden durfte. So entsteht ein Gefühlsstau, der darauf lauert, sich irgendwann zu entladen. Das erklärt die verwunderliche Vermehrung der „Nazis" & Co., auf die jetzt, als Objekte mit dem Stempel des Bösen, endlich der Hass abgeführt werden kann. Eine solche projektive „Bereinigung" der inneren Spannung verbietet eine klärende Untersuchung, wer oder was die verfolgten Menschen wirklich sind. Im realen Kontakt kann die Projektion in aller Regel nicht mehr aufrechterhalten werden. Der Hass braucht soziale Distanz, deshalb heißt es dann: „Mit denen reden wir gar nicht!" „Die beachten wir gar nicht!" „Mit denen verhandeln wir nicht, das würde die nur aufwerten!" Für den Extremisten liefert der Gefühlsstau aus eigener früher Verletzung und Kränkung die Energie für Feindseligkeit – d. h. auch, dass „Feinde" zwingend gebraucht werden, um am eigenen Hass nicht zu ersticken, der eben niemals gegen die eigentlichen Verursacher gerichtet werden durfte.

Abhängigkeit, Hemmung, Erpressung, fehlende Fürsorge und Überforderung des Kindes erzeugen berechtigterweise Wut, die sich später im Erwachsenenleben häufig im Empathiemangel anderen Menschen gegenüber und in einem allgemein lieblosen Verhalten versteckt. Ausbleibende Bestätigung und fehlende Förderung lösen einen seelischen Schmerz unerfüllter Sehnsucht nach Liebe und Annahme aus. Solche Gefühle bleiben für viele Eltern und Erzieherinnen unverstanden, werden aber zumeist als störend und belastend empfunden und deshalb schnell zugetröstet, abgelenkt oder direkt mit Strafandrohung und Liebesentzug unterdrückt. Die Energie nicht gelebter, nicht erlaubter Gefühle muss sich dann Ersatzwege für eine Abfuhr suchen: Nach innen richtet sie sich als Stress mit Muskelverspannung, Atemverflachung, Blutdruckanstieg, mit einer Vielzahl organischer und psychischer Funktionsstörungen, die dann als Beschwerden und Krankheitssymptome, ersatzweise und von der eigentlichen Verursachung entfernt, energetisch abgeführt werden. Der andere Weg geht nach außen in die Sozialkontakte und in das eigene Sozialverhalten: Ärger, Konflikte, Streit, Arbeitsstress, Überforderung, Kränkung fordern Energie für Kampf, Verteidigung, Konfliktlösung und Rechtsstreit. Es lässt sich sogar häufig feststellen, dass der Energiedruck aufgestauter Gefühle dahin führt, dass Kampf und Streit gesucht, Konflikte provoziert werden, Überforderung scheinbar freiwillig gewählt wird, um aufgestaute Gefühlsenergie zu verbrauchen. So wird unbewusst Gefühlsstau sozial ausagiert. Das ist deshalb so wichtig zu verstehen, weil damit auch eine wesentliche energetische Quelle für Extremismus erfasst wird. Kampf, Herrschaftsstreben und Gewalt schaffen eine große Fläche für die Gefühlsarena mit reichlich Gelegenheit, die innere Spannung projektiv auszuleben: Hass und Hetze, Denunziation, Verfolgung, Diffamierung, Ausgrenzung und Vernichtung suchen und finden ihre Opfer.

Der politisch-ideologische, religiös-fundamentalistische Überbau extremistischer Positionen ist immer sekundär, primär sind frühe Selbstentfremdungen mit Gefühlsstau. Es ist ein großer Fehler, wenn man an die Einmaligkeit größter Verbrechen in totalitären Systemen glaubt und einen Vergleich z. B. zwischen Holocaust, Gulag, bekannten Völkermorden und Kriegen verbietet; dann werden die durchaus vergleichbaren Ursachen geleugnet und eine wirkliche „Bewältigung" der Geschichte wird verhindert. Bertolt Brechts Ausspruch aus dem Epilog seines Stückes „Der aufhaltsame Aufstieg des Arturo Ui" – *„Der Schoß ist fruchtbar noch, aus dem das kroch"* – verstehe ich als Mahnung und Hinweis auf den „Schoß", der nach meiner Erkenntnis eben Familie, Mutter, Vater, Kinderkrippe und -garten und Schule meint. So werden die Einstellung, die

Praxis und die Qualität von Zeugung, Schwangerschaft, Geburt und Frühbetreuung von Kindern zum Scheideweg für spätere Demokraten oder Extremisten. So spielt es z. B. für die Entwicklungsbedingungen eines Menschen eine Rolle, ob er das Glück einer natürlichen Geburt haben konnte oder durch Kaiserschnitt auf die Welt kam, ohne dass es dafür eine medizinische Notwendigkeit gegeben hatte. Ganz entscheidend ist die Qualität der Frühbetreuung eines Kindes. Eine zu zeitige Fremdbetreuung in einer Kinderkrippe (vor dem 2. bis 3. Lebensjahr) mit in aller Regel zu wenig Betreuungspersonal (erforderlich wäre etwa eine Betreuungsperson auf nur zwei bis drei Kinder) führt zu nachhaltiger Selbstentfremdung. Aktuell wird das Verständnis für mütterliche und väterliche Betreuungsqualitäten politisch-ideologisch schwerwiegend verstört, z. B. wenn von „Elternteil 1" und „Elternteil 2" statt von Mutter und Vater oder von „Menschenmilch" statt Muttermilch gesprochen wird.

Eine Normopathie als Gemeinschaft von Frühtraumatisierten gestaltet sich nach massenpsychologischen Dynamiken, wie sie z. B. von

- Gustave Le Bon in „Psychologie der Massen",
- Sigmund Freud in „Massenpsychologie und Ich-Analyse",
- Wilhelm Reich in „Die Massenpsychologie des Faschismus"

dargestellt worden sind.

Ich fasse die wesentlichen Erkenntnisse für meine Analysen folgendermaßen zusammen:

Eine irgendwie verbundene Gruppe von Menschen denkt, fühlt und handelt anders, als es der Einzelne tun würde. Die Reaktion von Menschen in der Masse ist nicht vernunftgesteuert, sondern wird von Gefühlen beherrscht. Die Masse ist unkritisch, unlogisch, ist suggestibel bis hypnotisch und leicht manipulierbar. Da der Gefühlsstau aktiviert wird, werden in einer massenpsychologischen Situation Menschen mitgerissen für Zustimmung bis zum Fanatismus oder für Empörung, Angst, Feindseligkeit bis hin zu Verbrechen. Gefühlsreaktionen in der Masse sind extrem ansteckend, ein Exempel gibt die Massenpanik. Auch ohne reale Bedrohung kann ein Schrei genügen, ein Alarm, ein Handgemenge in der Menge, um panische Reaktionen auszulösen. Die Reaktionen in Massen sind enthemmter, affektiver, ungesteuerter als bei Vereinzelung. Diese suggestive Wirkung ist unabhängig vom Bildungsgrad oder sozialen Status. Eine Masse von Menschen, die eine gemeinsame Zielvorstellung, ein Anliegen verbindet, sucht immer nach Führung, braucht Struktur und Autorität, um gegen die Gefahr des enthemmten emotionalen Chaos Halt und Orientierung zu finden. Eine entsprechende autoritäre Führung wird in massenpsychologisch wirksamen Situationen unkritisch, ergeben, gehorsam, pflichtschuldig bis fanatisch verehrt und gefeiert. Eine Führung, die massenpsychologische Wirkungen erzielen will, muss entsprechend zielorientiert ständig Bilder wirken lassen (etwa solche von besonderer Not und Gefahr), muss vor allem Behauptungen und Versprechungen in Phrasen gießen, emphatisch wiederholen und Begeisterung für gewünschte Ziele entfachen. Will man also eine Bevölkerung in Gleichschritt bringen, müssen Ängste geschürt werden und ein möglicher Schutz oder die Rettung müssen mit ständig wiederholten phrasenhaften Behauptungen suggeriert werden. Angst ist die beste Voraussetzung für Herrschaft. Die Pandemie-Angst eröffnet eine neue extremistische Herrschaftsform.

Wir müssen also das Zusammenspiel individueller Selbstentfremdung und massenpsychologischer Kompensation verstehen lernen:

Frühe Angst aus Bedrohung, Besetzung, Selbstunsicherheit, Abhängigkeit, Gehemmtheit, Unterdrückung, Verlassenheit und Überforderung sind immer mit einem Gefühlsstau verbunden, da die berechtigten Gefühle – Angst, Wut, Hass, Schmerz und Trauer – in der Regel nicht gelebt werden dürfen, sondern unterdrückt, „beherrscht" werden müssen. Eine massenpsychologische Dynamik ist deshalb hervorragend zur Kompensation des seelischen Leides und emotionalen Druckes geeignet.

1. Die Bindung der Ängste

Gemeinschaftliche Ziele wie Leistung, materielles Wachstum, Wohlstand, soziale Sicherheit, Konsum können die Angst-Energie in entsprechende Anstrengungen für diese Ziele transformieren.

Die Zielerfüllung indessen, mag sie auch als noch so wünschenswert erscheinen, kann sich zu wesentlichen Problemen und einer krisenhaften Entwicklung auswachsen, weil die Leistungs- und Wachstumsenergie aus der Angst-Abwehr gespeist wird und daher Vernunft und Maß verlieren muss. Der eigentliche Angst-Antreiber (der frühe Mangel an Liebe und Bestätigung) ist ja nicht erkannt und gestillt worden, sondern muss als Kompensation praktisch auf „falscher Fährte" süchtig gesteigert werden und kann kein befriedigendes Ende finden. Falsches Leben ist nicht durch falsche Ziele zu heilen!

Aber leider wird der frühe Gefühlsstau, vor allem beim Stau aggressiver Affekte, projektiv ausagiert. Wenn massenpsychologisch eine Gefahr immer wieder beschworen wird und damit Schutz, Hilfe, Verteidigung als Wünsche aktiviert werden, bildet sich leicht eine Notsolidarität als Katastrophenhilfe. Zur Abwendung von Gefahr entsteht ein aufopferungsvoller Kampf gegen einen realen oder meistens auch nur einen aufgebauschten Feind. So kann aufgestaute aggressive Energie in konstruktiver Hilfe oder destruktiver Zerstörung abreagiert werden. Im Extrem führt die ins Helfersyndrom transformierte Aggression zur Selbstzerstörung oder durch Kampf, Gewalt und Krieg zur Fremdvernichtung.

Die individuelle psychische Not verschmilzt zu gemeinsamer Hilfe oder entlädt sich in kollektiven Verbrechen. Besonders das Destruktive der Gefühlsentladung wird massenpsychologisch zumeist als notwendige, gerechte, moralisch gebotene Verteidigung geframt. So erklärt sich auch in einem massenpsychologischen Wahn das sonst Unerklärbare und Unvorstellbare, das jetzt für normal gehalten wird. Die geförderte, gebotene, befohlene Entladung des Gefühlsstaus einer großen Zahl von Menschen bekommt durch massenpsychologische Mechanismen das Potential unvorstellbarer Zerstörungswut und Tötungslust.

Ich kann mir gut vorstellen, dass für viele Leser eine solche Interpretation schwer annehmbar ist, aber ich kann versichern, dass ich in meiner psychotherapeutischen Arbeit erlebt habe, was passiert, wenn ein Gefühlsstau aus Frühtraumatisierung geöffnet werden muss, um eine wesentliche Verminderung des psychosozialen Leids zu erreichen. Ansonsten ganz normale

Menschen, sozial unauffällig und integriert, akademisch gebildet oder nicht, bisher absolut friedfertig und einfühlsam, werden im Zustand der Gefühlsentladung hassvolle „Monster", zu jeder Schandtat bereit, und müssen vor sich selbst und einem sozialen Ausagieren geschützt werden. Ich habe keinen Zweifel an der Macht dieser Energie, die sowohl Weltmeister und Helden als auch Verbrecher und Mörder hervorbringen kann, je nachdem, wie die jeweiligen gesellschaftlichen Verhältnisse und das soziale Umfeld die Energieentladung brauchen, steuern und missbrauchen.

2. Das Gemeinschaftsgefühl

Die zweite massenpsychologische Wirkung und Bedeutung der Kompensation der Frühtraumatisierung wird durch ein soziales Grundbedürfnis des Menschen hergestellt: Es ist das Gemeinschaftsbedürfnis, zu anderen dazuzugehören, dort verstanden, angenommen und bestätigt zu werden, einen eigenen sozialen Platz zu erfahren. Andersherum gesagt: möglichst nicht ausgeschlossen, abgelehnt, diffamiert, abgewertet und verfolgt zu werden.

So werden vor allem auch frühe Beziehungsdefizite, Verletzungen und Kränkungen kompensiert, indem man in Interessen-Gruppen, unter Freunden und Arbeitskollegen, in Vereinen, Klubs, Organisationen und Parteien, in Religionsgemeinschaften und natürlich in der Familie Zugehörigkeit, Bestätigung und Anerkennung sucht und findet. Geht die Zugehörigkeit verloren oder werden die unmittelbaren menschlichen Kontakte verhindert oder zerstört, verliert der Einzelne auch den sozialen Ersatz für frühe Beziehungsstörungen. So erlebt er einsam und verloren oder ausgegrenzt aufs Neue den frühen Mangel, und wieder fühlt er wie einst zumeist eine existenzielle Bedrohung und gerät nun in Gefahr, für diesen – oft unbewussten – Spannungszustand vermeintlich Schuldige zu suchen.

3. Die Externalisierung des Gefühlsstaus

Der wachsende innere Spannungszustand führt schnell zu einer dritten massenpsychologischen Wirkung: Der Gefühlsstau wird externalisiert! Die ganz individuellen Ängste verbreitern sich zu einer gemeinsamen Front gegen eine Gefahr oder gegen definierte Feinde. Aktivierter Hass kann sich versammeln und verstärken, indem die massive Ablehnung auf „Unmenschen", auf „menschlichen Abschaum", auf „unwertes Leben", auf „Gefährder", auf „Bedroher", aktuell auf Ungeimpfte gerichtet wird, vor allem, wenn den durch Hass verfolgten Menschen etwas Negatives nachgesagt oder auch nur angehängt werden kann. Die Macht der projektiven Externalisierung von Gefühlen entspricht in etwa dem Ausmaß des Gefühlsstaus aus früher Traumatisierung.

Extremisten, Söldner und Kriminelle werden in den Kinderstuben erzeugt.

Der Mechanismus der projektiven Externalisierung aggressiver Gefühle beginnt in der Familie: Was dort „das schwarze Schaf" ist, sind in der Kita, der Schule und in der Arbeit: „das Mobbingopfer", in der Politik: „die unerwünschte Opposition", in der Gesellschaft: „die Andersdenkenden". In der Geschichte Deutschlands kennen wir den Erzfeind, den Klassenfeind, den Volksfeind, die Juden, die Fremden, die Imperialisten, die Kommunisten, die Rechten, die Linken und andere mehr, die jeweils als projektive Feinde gebraucht wurden und werden.

4. Die Gefühlsentladung in der Masse

Persönliche Angst, Scham und Unsicherheit gehen in der Masse unter. Daraus ergibt sich die vierte massenpsychologische Wirkung: die Chance zur gewollten, gewünschten, verführten oder sogar befohlenen kollektiven Abreaktion des Gefühlsstaus. Die Masse in einer Normopathie ermöglicht eine Gefühlsenthemmung. Im einfachen Mitschwingen werden Vernunft, Anstand und Verantwortung aufgegeben. Das ist dann natürlich ein Hinweis, dass zivilisatorische Errungenschaften mehrheitlich keine echten Fähigkeiten, sondern anerzogen und aufgezwungen sind, um den Gefühlsstau als Folge der Frühtraumatisierung halbwegs zu beherrschen. Aber Angst, Not, Verführung, sozialer Druck und Befehl sind die Helfer für die Entladung des emotionalen Druckes. Wegen der erlebbaren Entlastung wird selbst die hassvolle Gefühlsentladung als gut und richtig empfunden oder dahingehend interpretiert.

Eine kollektive Gefühlsentladung durch massenpsychologische Mechanismen kann als Ersatzfreude, Ersatzleid und Ersatztrauer gelebt werden: zum Beispiel als hysterisierte Begeisterung oder Enttäuschung beim Fußball, als Gekreisch bei einem Pop-Konzert oder als kollektive Trauer beim Tod einer besonderen Persönlichkeit (man denke an Diana, die Princess of Wales, und die Tränen- und Blumenmeere in London). Man kann davon ausgehen, dass im Gefühlsstau Menschen immer schnell verführt sind, Gruppen- bis Massenveranstaltungen zu suchen, um sich mitreißen zu lassen. Nur so lässt sich erklären, dass Menschen auch mit Lust und Eifer zu Verbrechen, zu Mord und Totschlag zu verführen sind und mit Begeisterung in einen Krieg ziehen.

Frühtraumatisierung mit Selbstentfremdung und Gefühlsstau werden durch massenpsychologische Mechanismen zur Hysterie, zum Wahn, zur fanatischen Verehrung und zu hemmungslosen Verbrechen. Da helfen keine Vernunft, Anständigkeit oder Zivilcourage, sondern nur die Verhinderung der ursächlichen massenhaften Frühtraumatisierung der Kinder.

Normopathie ist eine Form des Extremismus

Unter *Normopathie* verstehe ich eine pathologische Gesellschaftsentwicklung, in der das Gestörte, das Falsche für normal gehalten wird, weil die Gesellschaft von einer Mehrheit der Früh-Entfremdeten gestaltet wird. In eins mit der Frühentfremdung wächst der Wunsch, unbedingt dazuzugehören, sich anzupassen. Wenn dann sehr viele Menschen in ähnlicher Weise denken und handeln, bedienen massenpsychologische Mechanismen der Suggestion und Manipulation den Wunsch nach Anpassung, so dass die Fehlentwicklung nicht mehr realisiert, sondern für normal gehalten wird. Eine Normopathie ist die Herrschaft von Menschen mit Frühtraumatisierung.

So versammeln sich in einer Normopathie vor allem die Kompensationsformen der frühen Selbstentfremdung. Gemäß den mütterlichen und väterlichen Beziehungsstörungen werden Kinder durch falsche Erziehung zu Normopathen zugerichtet: also zu Bedrohten, Besetzten, Ungeliebten, Abhängigen, Gehemmten, Erpressten, Vernachlässigten und Überforderten. In gesunden demokratischen Verhältnissen finden alle Frühgestörten ihre individuellen Kompensationsformen. Deshalb sind die Meinungsfreiheit und Meinungsvielfalt in einer Demokratie so wichtig, damit jeder Selbst-Verstörte doch noch seinen Lebensstil findet und mit allem Eigensinn unbehelligt in Frieden leben kann. Nicht selten erfahren sogar besonders „Verrückte“ mit ganz spezifischen Fähigkeiten und auffälligem Verhalten eine ganz besondere Aufmerksamkeit und Anerkennung. Diese Freiheit geht in Notzeiten, durch eine allgemeine

Bedrohungslage und die gesellschaftliche Krise verloren. Dann fließen die verschiedenen Lebensformen zu einem Mainstream zusammen. Dann dominiert der Rettungswunsch. Und die politische Führung entscheidet darüber, ob die Rettungsbemühungen realitätsgerecht oder normopathisch organisiert und vollzogen werden.

In Friedenszeiten findet jeder Normopath seine soziale Nische, stabilisiert sich durch Verehrung eines Idols oder durch Gefolgschaft eines Anführers. So findet auch jeder gemäß seiner individuellen Entfremdung eine Gruppe, eine Gemeinschaft, eine Partei, die der spezifischen Verstörung Halt gibt und Anerkennung schenkt. In den sozialen Netzwerken gibt es inzwischen unendliche Möglichkeiten, Gleichgesinnte in jeder Form der Selbstentfremdung zu finden.

In Krisenzeiten verlieren die individuellen Lebensformen ihre kompensierende Bedeutung und fokussieren sich auf Führung und Rettung. Die Normopathen werden dann zum mehrheitlichen Heer der Mitläufer, und der Schritt zum Mittäter für falsches, verlogenes bis verbrecherisches Handeln in der Gefolgschaft und im Dienste der Herrschaft ist nur noch sehr klein.

Führer und Geführte sind sich in aller Regel darin einig, eigenes Verschulden an einer kollektiven Fehlentwicklung nicht erkennen und schon gar nicht zugeben zu wollen. So drohen alle Rettungsbemühungen nur verstärkte Kompensation im falschen Leben zu sein, Surrogate, die zumeist süchtig gesteigert werden müssen, um den grundsätzlichen Irrtum noch verschleiern zu können. So soll das Falsche mit noch mehr Falschem betäubt werden. In diesem Zustand befindet sich die Pandemie-Angstgesellschaft. Der Impfstoff ist zur Droge pervertiert, dessen Fragwürdigkeit durch immer mehr Boostern verleugnet wird.

Dass in der Krise die verschiedenen Kompensationen zusammenfließen und sich in einem Rettungswahn vereinen, das ist in Deutschland schon wiederholt geschehen. Und es ist erklärlich, dass alle Kompensationen in einen Größenwahn münden (müssen), da es aus narzisstischer Abwehr nicht zur Einsicht in eine schuldhafte Fehlentwicklung kommt, sondern das Falsche immer massiver als das Richtige verteidigt werden muss. So werden selbst alberne, lächerliche, widersprüchliche, unbegründete Anti-Corona-Maßnahmen und autoritäres, diskriminierendes bis feindseliges Verhalten gegenüber Kritikern verständlich.

Im Nationalsozialismus war der Größenwahn ein Rassenwahn – die „Arier" als die höhere, bessere „Menschenrasse". Auf eine solche absurde, kranke Idee können nur Frühgekränkte kommen, die ihre ihnen vermittelte Minderwertigkeit kompensieren wollen. In der DDR bestand ein ähnlicher Größenwahn, dass es den besseren, neuen Menschen als eine allseits gebildete sozialistische Persönlichkeit geben könnte. Auch heute in der narzisstischen Normopathie gibt es den Größenwahn eines unbegrenzten materiellen Wachstums mit ständiger Profitmaximierung.

Die bisherigen deutschen Normopathien haben sich selbst durch Krieg vernichtet, sind an Ideologie erstickt und wirtschaftlich kollabiert. Heute droht eine gesellschaftliche Zerstörung durch Angst-Herrschaft.

So gesehen sind alle Normopathien extremistische gesellschaftliche Fehlentwicklungen, die sich mehrheitlich aus der Verstörung der Frühtraumatisierung bilden. Auch eine Demokratie kann zu einer normopathischen Diktatur einer Mehrheit über Minderheiten werden, wenn durch eine Angst-Herrschaft den Selbstentfremdeten eine illusionäre Rettung permanent suggeriert wird.

Die Logik normopathischer Verhältnisse

Ich fasse die Psychodynamik für das Entstehen normopathischer Verhältnisse zusammen:

1. Durch spezifische mütterliche und väterliche Beziehungsstörungen in der frühen Kindheit wird Selbstentfremdung der Persönlichkeit verursacht = frühe Prägung durch Frühtraumatisierung.
2. Diese frühen Beziehungsstörungen sind mit heftigen Gefühlen verbunden, die meistens nicht zum Ausbruch gebracht werden dürfen und einen Gefühlsstau erzeugen.
3. Mit dem Gefühlsstau werden die spezifischen Ängste der Frühtraumatisierung zurückgehalten.
4. Wenn berechtigte Gefühle des seelischen Innenlebens wegen der erlittenen Selbstentfremdung nicht gelebt werden dürfen, suchen sie Gelegenheiten, um sich wenigstens mit Ersatzgefühlen an äußeren Ereignissen etwas abreagieren zu können (z. B. Ärger oder Freude beim Fußballspiel, Trauer bei Tod einer prominenten Persönlichkeit, Mitleid mit dem Unglück anderer Menschen, Hass auf Andersdenkende u. a.).
5. Die frühe Selbstentfremdung bestimmt fortan das Denken und Handeln des Einzelnen.
6. Um diese Manipulation der Persönlichkeit nicht schmerzlich zur Kenntnis nehmen zu müssen, baut

sich jeder eine Privatlogik für sein Leben (Lebensanschauung und Weltsicht folgen dann nicht mehr der Realität, sondern der individuellen Interpretation).

7. In einer demokratischen Gesellschaft mit Pluralität, wirklicher Meinungsfreiheit und Rechtsstaatlichkeit können die millionenfachen Privatlogiken nebeneinander bestehen, weil sie sich gegenseitig ausgleichen und relativieren. Es ist sogar Platz für absurde, verrückte, kranke Privatlogiken, die einfach nur sein dürfen, ohne Macht zu erreichen.
8. Um mit der frühen Selbstentfremdung halbwegs leben zu können, sucht jeder nach Kompensation, Ablenkung und Betäubung, die mit den Privatlogiken eine äußere Erklärung und Begründung finden.
9. Privatlogiken als Folge von Fehlentwicklung und Fehleinschätzung haben die Tendenz, sich Halt und Orientierung durch Zusammenschluss zu geben. Indem sie sich wechselseitig stützen und bündeln, gewinnen sie eine Präsenz, die auch die Gesellschaftssituationen zu beeinflussen und schließlich zu prägen vermag.
10. So entsteht eine Normopathie: dass das Gestörte für normal gehalten wird, weil eine Mehrheit (der Zusammenschluss von Privatlogiken) ähnlich bis gleich denkt und handelt.
11. So entsteht ein kollektiv falsches Leben, dessen Ziele und Werte in die Krise führen müssen, da sie ja individueller Entfremdung und kollektiver Verstörung entstammen.

12. In der Krise verlieren die bisherigen Kompensationen der Entfremdung mit ihren Privatlogiken ihren Erfolg und damit ihre Wirkung.
13. Die erlittenen Selbstentfremdungen mitsamt dem falschen Leben werden wieder spürbar und der Gefühlsstau, zuerst in den verdrängten Ängsten, wieder aktiviert.
14. In aller Regel gelingt die schmerzliche Selbsterkenntnis des falschen Lebens und des Irrtums oder der Einseitigkeit der Privatlogik nicht, weil damit die Erlebnisse der Frühtraumatisierung erneut durchlitten werden müssten.
15. Damit werden Tür und Tor geöffnet, um die eigene Verstörung und Angst zu projizieren, d. h., sie anderen zuzuschreiben oder sie für schuldig zu erklären.
16. So beginnen Revolutionen, Bürgerkriege und Kriege.

Die deutsche Geschichte ist geprägt von den Folgen der Frühtraumatisierung. Jahrhundertelang waren es die Folgen autoritärer Erziehung, die im Nationalsozialismus und DDR-Sozialismus zur extremen Ausformung einer autoritär-totalitären Normopathie geführt haben. Der unterdrückte Mensch braucht und sucht immer wieder autoritäre Strukturen, in denen er sich als gehorsamer Untertan oder als heimlicher Verweigerer oder mutiger Widerständler und Kritiker auskennt. Dort setzt er die erlittene Selbstentfremdung fort, weil ihn das vor der sehr schmerzlichen Erinnerung der frühen Verletzung und Kränkung und der Liebesdefizite schützt. Eine Normopathie würde ohne diesen unbewussten Wunsch der Massen nach Fortführung eines falschen Lebens nie zustande kommen.

Zur aktuellen Logik der Pandemie-Normopathie

1. Das autoritäre Syndrom ist in Deutschland nicht wirklich überwunden worden.
2. Mit der „antiautoritären" Bewegung von 1968 ist nur ein betont ideologisch-politisches Gegenmodell zur Mode geworden, ohne zu verstehen, dass Kinder immer auch Anleitung, Führung und Begrenzung brauchen. Das Gegenstück zu „autoritär" ist nicht „antiautoritär", sondern „beziehungskulturell".
3. Die Gefahr der antiautoritären Ideologie und Praxis war und ist, sie zur Grundlage eines falschen Demokratie-Verständnisses zu machen, in dem Freiheit als Grenzenlosigkeit, Gleichwertigkeit von Menschen als Gleichheit und Gleichmacherei und Liberalität als Beliebigkeit missverstanden werden und Diversity zur moralisierenden Macht erhoben wird.
4. So hat die antiautoritäre Bewegung unter dem Deckmantel eines falschen Demokratie-Verständnisses die Frühbetreuung der Kinder erneut schwer belastet bis beschädigt, vor allem durch das Unverständnis und die Abwertung mütterlicher und väterlicher Beziehungsqualitäten.
5. Die ideologisch und ökonomisch begründete zu frühe Trennung von Mutter (Vater) und Kind, die Favorisierung der Fremdbetreuung, hat vor allem massenhaft narzisstische Störungen (als Folge des „Muttermangels") verursacht.

6. Die Hauptkompensation der narzisstischen Labilität und Störung wird in Leistung gesucht, um zu beweisen, dass man doch liebenswert ist.
7. Massenpsychologisch entsteht daraus eine narzisstische Gesellschaft als Leistungs-, Konkurrenz- und Wachstums-Gesellschaft.
8. Der vorübergehende Erfolg durch Konsum, Wohlstand und soziale Sicherheit dient als Droge, um die unvermeidbare Fehlentwicklung im falschen Leben nicht zu erkennen und zu spüren.
9. So wird der Wachstums- und Profitzwang zur Sucht und in der Verleugnung der realen Folgen zum kollektiven Wahn.
10. In der Krise werden die Früh-Ängste wieder aktiviert, die hervorragend auf die Bedrohung durch eine Pandemie projiziert werden können.
11. Das erklärt den erkennbaren politisch-medialen Willen zur *Panikdemie,* um die berechtigte Zukunftsangst bei narzisstischer Normopathie auf eine Virusangst umzulenken.
12. Dann werden alle Anti-Corona-Maßnahmen leicht zu einer Schutzillusion.
13. Dass das Pandemie-Narrativ dabei so überzogen, propagandistisch, widersprüchlich, unlogisch, unbegründet und verlogen gepflegt wird, provoziert zwangsläufig eine Spaltung in der Gesellschaft (Befürworter und Kritiker). Das Problem ist nicht die Verharmlosung der Infektions- und Erkrankungs-Sterbe-Gefahr, sondern ihre ständige angstschürende Übertreibung.

14. Die Spaltung dient vor allem der Ablenkung von der realen Bedrohung durch die Systemkrise. Und den verantwortlichen Eliten gelingt es, sich ihrem Versagen und ihrer Schuld zu entziehen und mithilfe einer *Angst-Herrschaft* die politischen und ökonomischen Verhältnisse einseitig zu ihrem Vorteil zu verändern.
15. Mit der Impfkampagne hat die Spaltung ihren vorläufigen Höhepunkt erreicht und Geimpfte und Nicht-Geimpfte sind in feindselige Stellung gegeneinander gebracht.

Wir können die Demokratie nur retten oder notwendigerweise weiterentwickeln, wenn jeder von uns bemüht ist, seine Frühängste zu begreifen und den Gefühlsstau abzutragen. Die geschürte Projektion aller Ängste auf eine Pandemie ist zugunsten einer realitätsgerechten Bewertung zurückzunehmen, und wir müssen eine kollektive Diskussion über unsere Zukunft verlangen und beginnen. Die bisherigen Eliten in Wirtschaft, Politik und in den Medien sind keine geeigneten Führer mehr und vor allem keine Retter. Sie sind die verantwortlichen Verführer in die System-Krise und in den projektiven Pandemie-Wahn.

Corona-Normopathie

Die Anti-Corona-Maßnahmen standen schon sehr bald unter dem Verdacht, dass es nicht allein um Gesundheitsschutz geht, sondern dabei ein politisch-ökonomischer Plan (siehe *Great Reset*) verfolgt wird.

Die hippokratische Tradition hat einen Satz in den Mittelpunkt des moralisch geforderten ärztlichen Handelns gestellt: *primum non nocere, secundum cavere, tertium sanare* („erstens nicht schaden, zweitens vorsichtig sein, drittens heilen"). Da ärztliche Maßnahmen nie ganz sicher unschädlich sind, muss immer zwischen Nutzen und Risiko abgewogen werden, wobei dem Patienten eine wichtige Entscheidungsfreiheit bleibt. Er muss in eine medizinische Maßnahme einwilligen oder kann sie ablehnen. Das gelingt einem medizinischen Laien nur dann einigermaßen seriös, wenn er ausführlich aufgeklärt und beraten worden ist. Wie ich in diesem Buch aufgezeigt habe, ist die Entscheidungsfreiheit der meisten Menschen durch die Folgen der Frühtraumatisierung und Selbstentfremdung eingeschränkt.

Bezogen auf Corona mussten wir zur Kenntnis nehmen, dass politisch-medial keine seriöse Information und Aufklärung gewollt wurde, sondern von Anfang an Panik geschürt worden ist. Ein Strategiepapier, dessen Autorität das Bundesinnenministerium (BMI) durch „Experten aus den einschlägigen Bereichen" verbürgt sah, verkündete im April 2020 ein drohendes Massensterben: „Die meisten Virologen, Epidemiologen, Mediziner, Wirtschafts- und Politikwissenschaftler beantworten die Frage, was passiert, wenn nichts getan wird, mit einem Worst-Case-Szenario von über einer Million Toten im Jahre 2020 – für Deutschland allein."[8] Mit solchen und ähnlichen Prognosen wurde das *primum non nocere* von der Gesundheitspolitik nachhaltig verletzt, denn Angst schadet in jeder Hinsicht und verführt zur Flucht aus der Selbstverantwortung. Der zweite Grundsatz, „vorsichtig sein", ist in der Folge sträflichst verletzt worden, indem die Verhältnismäßigkeit der Maßnahmen nicht beachtet worden ist und das Ausmaß der wirtschaftlichen, sozialen und psychologischen Folgen keine Berücksichtigung fand. Das Gebot, nicht zu schaden, ist in vielfacher Hinsicht in das Gegenteil umgeschlagen. Die psychosoziale Traumatisierung durch Kontaktverbot, Distanzgebot, Gesichtsmaske, Ausgangssperre, Homeoffice, Homeschooling werden uns noch Jahre beschäftigen.

Wenn ich das ärztliche Ethos bedenke, stelle ich mir die Corona-Gesundheitspolitik so vor: *nihil nocere*, d. h. vor allem keine Angst schüren: also gut und sachlich aufklären, Infektionswege darstellen und Hygieneempfehlungen geben. Statt immer und überall Maskenzwang als Symbol einer permanenten Gefahr zu erzwingen, wäre die individuelle Verantwortung zu betonen. Bei grippalen Symptomen zu Hause zu bleiben und sich nach telefonischer Konsultation vom Hausarzt krankschreiben zu lassen, wäre leicht zu machen. Mit wachsendem Erkenntnisstand wäre auch die Aufklärung weiter zu verbessern: Kinder sind so gut wie gar nicht in Gefahr, Menschen unter 60 Jahren

8 „Wie wir COVID-19 unter Kontrolle bekommen". Mit Datum 28.04.2020 auf der Homepage des BMI publiziert. <https://www.bmi.bund.de/SharedDocs/downloads/DE/veroeffentlichungen/2020/corona/szenarienpapier-covid19.pdf;jsessionid=2CBF7A1BAD48A9DB2BE0BD3818881387.1_cid287?__blob=publicationFile&v=6>. Zuletzt abgerufen am 10.02.2022.

erkranken in der Regel ohne Lebensgefahr und für Ältere sind Schutzmaßnahmen sinnvoll, aber kein Kontaktverbot.

Die wichtigste politische Aufgabe wäre gewesen zu versichern, dass das Gesundheitssystem entsprechend vorbereitet ist, dass keine Überlastung droht und alles dafür getan wird: kein Bettenabbau, sondern Betten-Bereitstellung. Kein Personalmangel, sondern rechtzeitige Weiterbildung, Umschulung aus anderen medizinischen Bereichen und wesentlich verbesserte Bezahlung. Das Robert Koch-Institut (RKI), das kein Privatinstitut, sondern eine obere Bundesbehörde ist, müsste für ehrliche Informationen in der Öffentlichkeit sorgen: Was sind Testergebnisse, was Neuinfektionen? Wie viele leichte oder schwere Erkrankungen liegen vor? Was heißt „an und mit" Corona verstorben? Obduktionen müssten zwingend durchgeführt werden. Und ungerechtfertigt war, dass das RKI Mitte Januar 2022 die Dauer des Genesenen-Status verkürzte und so dafür sorgte, dass dieser nur noch halb so lang währte wie der Status der Geimpften – ein Willkürakt, denn nach einer überstandenen Infektion hält die Immunreaktion des Körpers länger und stärker an als nach einer Impfung. Der Schutz der Genesenen ist also höher, so dass die Anordnung des RKI nur als Maßnahme verstanden werden kann, den Impfdruck zu erhöhen.

Eine Bemerkung zum RKI

Das mit zahlreichen impfpolitischen Vollmachten ausgestattete Robert Koch-Institut hat meines Erachtens eine historische Bringschuld, sich nie wieder politisch missbrauchen zu lassen. Die dunkle Geschichte des RKI im Nationalsozialismus ist, worauf mich ein Betroffener aufmerksam gemacht hat, gut erforscht, und das Ergebnis sei hier auszugsweise zitiert:

> „Mitgemacht hat auch das RKI als Institution, das aufgrund seiner zentralen Stellung im deutschen Gesundheitswesen erheblich in die nationalsozialistische Gewaltpolitik involviert war. Es waren nicht nur Einzelne, die abscheuliche Menschenversuche zum Beispiel mit Impfstoffen durchgeführt haben, vor allem an Patienten und KZ-Häftlingen. Es waren nicht nur Einzelne, die renommierte Wissenschaftler entlassen haben oder die Entlassung ihrer Kollegen widerspruchslos hinnahmen. Es waren nicht nur Einzelne, die schlechte Wissenschaft gemacht haben und alle moralischen Schranken eingerissen haben. Es war auch nicht nur die Institutsleitung, die das RKI auf die Linie des Regimes brachte.
> [...]
> Fast alle haben mitgemacht oder geschwiegen. Auch eine Reihe technischer Angestellter und Verwaltungsmitarbeiter war schon vor 1933 Parteimitglied geworden, der Forschungsbericht erwähnt auch einen Fall von Denunziation. Für das Übertreten humanistischer Grundsätze, für die Verletzung der Würde und der körperlichen Unversehrtheit gibt es zu keiner Zeit der Welt eine Rechtfertigung, auch wenn die Mehrheit ein solches Verhalten toleriert oder gar fordert.“[9]

Das Institut vermerkt abschließend, bei ihm sei es damals nicht nur „wie überall“ gewesen, sondern schlimmer: „Schlimmer, weil

9 Jörg Hacker, „Das Robert Koch-Institut im Nationalsozialismus: Stellungnahme zu den Forschungsergebnissen“. Stand: 01.10.2008, online verfügbar unter <https://www.rki.de/DE/Content/Service/Presse/Pressetermine/presse_rki_ns_Stellungnahme.html>. Zuletzt abgerufen am 18.02.2022.

das RKI als staatliche Einrichtung eine besondere Nähe zum staatlichen Terrorregime hatte." Eine staatliche Einrichtung ist das RKI noch immer. Es sollte sich seiner Verantwortung für die Bewahrung der Würde und körperlichen Unversehrtheit, die es selber thematisiert, in aller Schärfe bewusst sein.

Es wäre die Entwicklung und Förderung „normaler" Tot-Impfstoffe und von Medikamenten zu erwarten gewesen und keine alleinige Herrschaft experimenteller Impfstoffe mit noch völlig unklaren Langzeitfolgen.

Gemessen an einem medizinisch-psychotherapeutisch gesunden Menschenverstand wird praktisch das Gegenteil von Entängstigung permanent betrieben. Das passt schlecht zu ernsthaftem Gesundheitsschutz. Wenn so gezielt Panik verbreitet wird, muss ich stattdessen annehmen, dass der vorgegebene Gesundheitsschutz benutzt wird, um politische und ökonomische Ziele zu erreichen. Es gibt kein wirkungsvolleres Machtmittel als Angst. Vor allem in der Trias: realer Angstanlass, gepaart mit massenpsychologischer Manipulation durch Bilder, Behauptungen, Geschichten, Wiederholungen, Anordnungen und Kontrollen, und dazu noch die ganz persönlichen Entwurzelungen aus sozialer Sicherung durch Verlust an Kompensationsmöglichkeiten und Kontakten wie im bisherigen Leben. Die Formel „soziale Distanz ist tödlich" ist mindestens so berechtigt wie die Anti-Raucherwerbung: „Rauchen ist tödlich".

Diktaturen und totalitäre politische Systeme sind nur im Zusammenspiel von egoistischen bis krankhaften Machtinteressen und Anpassungsbereitschaft möglich: oben die Führer, deren Hunger nach Einfluss aus der Kompensation von Frühtraumatisierungen und erlebter Ohnmacht und Kränkung resultiert, unten die Massen an selbstentfremdeten Menschen mit strukturellen Defiziten, die Kompensation im Mitmachen suchen. Eine Mehrheit reifer Menschen würde nie eine Diktatur erdulden. Gestörte Mächtige brauchen nicht nur abhängige und selbstunsichere Mitläufer, sondern sorgen natürlich immer auch dafür, dass ihre Macht durch Polizei- und Militärgewalt durchgesetzt und „geschützt" wird, was nur mit entsprechend selbstentfremdetem Vollzugspersonal möglich ist. Ein reifer Mensch als Polizist, Soldat, Offizier, Beamter würde niemals totalitäre Verhältnisse unterstützen und praktisch durchsetzen. Insofern ist für den Machterhalt jeder Normopathie die Herrschaft über die Kinderstube grundlegende Bedingung, um immer genügend abhängige, unsichere, bedrohte Menschen zu reproduzieren.

Von Anfang an waren die Anti-Corona-Maßnahmen so widersprüchlich, unlogisch, absurd, falsch, grotesk, verwirrend und nie wissenschaftlich ausreichend belegt, dass ich von einer kollektiven psychopathologischen Entwicklung ausgehen muss – einer Corona-Normopathie. Ist es ein *Versagen* der politisch-medialen Eliten mit massenpsychologischer Wirkung oder eine *Plandemie* unter Missbrauch einer Virusinfektion?

Ich bin bemüht, beide Möglichkeiten zu begründen. Bevor ich das tue, zähle ich nur einige von den unzähligen irrwitzigen Maßnahmen auf, die deutlich machen, dass das Ziel nicht Gesundheitsschutz sein kann, sondern Herrschaft durch Angst.

Ich kenne die Symptomatik kollektiver Angst aus DDR-Zeiten und erinnere mich gut, wie Eltern, Kitas, Schulen, Betriebe und Institutionen die Einschüchterung vor allem durch ideologische Abrichtung vollzogen haben. Es gibt einen wesentlichen Unterschied zwischen damals und heute: Eine Ideologie erreicht selten eine wirkliche psychosoziale Überzeugung und Tiefe – die meisten konnten plappern, was gefordert war, ohne davon wirklich überzeugt zu sein. Heute sind die meisten durch die angeblich permanente Gefahr einer lebensbedrohlichen Infektion so in der seelischen Tiefe erschüttert, dass sie den gesunden Menschenverstand verlieren, der sie in der DDR-Diktatur noch relativ geschützt und ein Doppelleben (privat und öffentlich) ermöglicht hatte.

Dass heute ausgesprochen fragwürdige Informationen und absurde Maßnahmen bis hin zu autoritären Verboten und staatlicher Willkür von der Mehrheit einer angeblich demokratisch gebildeten Bevölkerung geduldet werden, ja oft sogar eine begeisterte Zustimmung erfahren, kann ich mir nur durch eine angsthypnotische Bewusstseinsverengung erklären. Hier einige Beispiele des Verwunderlichen:

- Es gibt keine sicheren Studien über den Nutzen von Masken.
- Es gibt keine Studien über zu erwartende Gesundheits-Schäden durch Masken.
- Bei den täglichen, oft dramatisierenden Meldungen von Neuinfektionen bleibt unklar, ob das überhaupt Erkrankungen sind und wie leicht oder schwer eine eventuelle Erkrankung ist.
- Es wird nicht klar erkenntlich, was der Inzidenzwert konkret bedeutet, wie das Verhältnis der Zahl der Getesteten zu der Zahl der Neuinfizierten ist.
- „An und mit“ Corona verstorben ist eine unklare bis betrügerische Aussage.
- Weshalb werden keine Obduktionen gefordert (bei den bekannt gewordenen von Prof. Püschel war nicht

Corona die Todesursache[10]). Wieso sollen Obduktionen sogar nach Empfehlung des RKI vom 24.03.2020 vermieden werden?

- Wieso wird kein wissenschaftlicher Disput zu Corona und den Maßnahmen zugelassen?
- Weshalb werden Kritiker ausgegrenzt und diffamiert?
- Wieso sind Kritiker nicht nur Kritiker, sondern Schwurbler, Esoteriker, Verschwörungstheoretiker, Rechtsextreme, Reichsbürger, Antisemiten, Aluhutträger, Covidioten, Coronaleugner (allein die Aufzählung unsinniger Beschimpfungen verrät die Angst und den Hass)?
- Wieso werden Protestbewegungen verleugnet oder mit Angaben verfälscht (da schrumpfen schon mal ein paar Hunderttausend auf nur 20.000 Teilnehmer). Warum ist das notwendig?
- Wieso tragen Menschen eine doppelte Maske oder eine Maske beim Joggen, Radfahren und im Auto und keiner hilft ihnen aus ihrer übertriebenen Angst heraus?
- Wieso werden Kinder mit einer Maske terrorisiert und geschädigt? Weshalb werden Eltern, Lehrer, Politiker nicht wegen Kindeswohlgefährdung belangt?
- Weshalb werden nicht ausreichend erprobte mRNA-Impfstoffe zugelassen und der „Lübecker Impfstoff“

10 DIE WELT: *Rechtsmediziner Prof. Klaus Püschel: „In Hamburg ist niemand ohne Vorerkrankung an Corona gestorben“*. In: *DIE WELT* (online), Artikel vom 7. April 2020. Online verfügbar unter: <https://www.welt.de/regionales/hamburg/article207086675/Rechtsmediziner-Pueschel-In-Hamburg-ist-niemand-ohne-Vorerkrankung-an-Corona-gestorben.html>. Zuletzt abgerufen am 04.02.2022.

nach Stöcker nicht, der nach dem bewährten Antigen-Impfstoffprinzip hergestellt ist?

- Was absolut fahrlässig und unverständlich bleibt, ist, dass die mRNA-Impfstoffhersteller von jeder Haftung befreit sind – und zwar auf verdeckte Weise: Würden sie doch einmal für Impfschäden in Anspruch genommen, könnten sie sich von der EU-Kommission freistellen lassen (das ist an Absurdität nicht mehr zu überbieten).
- Weshalb wird Impfen aus der gründlichen ärztlichen Verantwortung herausgelöst und warum werden fürs Impfen peinliche Lockspeisen geboten?
- Weshalb werden in der medialen Öffentlichkeit die wachsenden Zahlen von Impfkomplikationen und Impftoten nicht diskutiert?
- Wieso wird das Impfversagen nicht ausreichend thematisiert, sondern mit dem beantwortet, was nicht ausreichend geholfen hat (Boostern)?
- Nachdem klar wurde, dass auch Geimpfte erkranken und infektiös sein können, war die 2G-Regel – Zutritt nur für Geimpfte und Genesene – vollkommen absurd, blieb aber gleichwohl in Kraft.
- Gesunde Getestete dürfen bei 2G nicht in ein Restaurant, aber nicht getestete Geimpfte schon, die die Infektion weitergeben können.
- Inzwischen gibt es statistische Hinweise, dass auch die Sterbezahlen mit der zunehmenden Impfquote wachsen, was öffentlich nicht diskutiert und untersucht wird.
- Es bleibt völlig unverständlich, weshalb tausende Intensivbetten in einer Pandemie abgebaut werden.

Alles in allem: Angst soll herrschen, Realitäten werden geleugnet oder verzerrt, ein demokratischer Diskurs wird nicht mehr zugelassen. Wie kann das in einem Land mit einer solchen beschämenden, totalitären und verbrecherischen Geschichte erneut geschehen?

Das Hauptproblem sehe ich in den unverstandenen und ungelösten psychodynamischen Bedingungen für Extremismus. Unter dem Deckmantel demokratischer Verhältnisse sind nie die individuellen psychosozialen Fähigkeiten für demokratisches Verhalten entwickelt worden. Den Deutschen ist zweimal Demokratie verordnet worden: 1945 von den Siegermächten des Zweiten Weltkrieges und 1990 durch Beitritt der DDR zur BRD. Wir haben miterleben müssen, wie leicht es war, dass Parteibonzen der NSDAP oder der SED, dass die Sicherheitskräfte totalitärer Systeme (Gestapo, Staatssicherheitsdienst) praktisch über Nacht in demokratische Dienste gestellt werden konnten. Das Verständnis für eine *innerseelische Demokratie* gibt es bis heute nicht.

Ein Demokrat kennt seine Möglichkeiten und Grenzen, seine Stärken und Schwächen, er ist ausreichend selbstsicher und selbstbewusst, braucht keine Führung für das eigene Leben, er muss vor allem nicht projektiv bei anderen bekämpfen, was er bei sich nicht wahrhaben möchte. Er hat keine Scheu vor Disput, er kann sich ebenso gut durchsetzen wie nachgeben, je nach den Realitäten. Ein Demokrat ist gemeinschaftsfähig, konstruktiv, ist konfliktfähig, kann vermitteln, nach Konsens streben, ist empathisch und um Verständigung bemüht. Er braucht kein Feindbild, kann eigene Fehler erkennen und korrigieren, sein Leben ist überwiegend Sowohl-als-auch und nur selten Entweder-oder. Eine solche psychosoziale Reife kann nur erreicht werden, wenn die Entwicklungsbedingungen in der frühen Kindheit keine nachhaltigen Selbstentfremdungen verursacht haben.

Eine äußere Demokratie mit Nicht-Demokraten ist solange möglich, solange die vielfachen Störungen, Entfremdungen und Einseitigkeiten durch gesetzlich gesicherte Meinungsfreiheit und Pluralismus sich gegenseitig ausgleichen und halbwegs in der Waage halten. Das wird erleichtert, wenn einer großen Mehrheit der Nicht-Demokraten das Demokratie-Spiel Vorteile bringt, z. B. äußeren Wohlstand, Konsum, soziale Sicherheit, Animation. Eine Konsumgesellschaft kommt aber unvermeidbar im Laufe der Zeit in die Krise, weil der Konsum als Kompensation für Entfremdung nie wirklich befriedigen kann und zwangsläufig süchtig entarten muss. Das bittere Ende einer Konsum- und Wachstumsgesellschaft ist erreicht!

Die vom Narzissmus getragene finanzkapitalistische Normopathie erstickt gerade an ihrer Fehlentwicklung (Schuldenberg, Umwelt, Klima, Migration, soziale Ungleichheit) und benutzt eine permanent geschürte Virusangst für eine Corona-Normopathie. Das schafft wesentliche Vorteile für die Machteliten:

- Das politische Versagen wird nicht mehr wahrgenommen.
- Eine nicht wirklich demokratisierte Gesellschaft wird in angstbedürftige Abhängigkeit geführt mit absoluter Unterwerfungsbereitschaft.
- Mit einem nie überzeugend geklärten Für und Wider aller Maßnahmen wird eine Spaltung der Gesellschaft provoziert und der gewünschte „Geschwisterkampf" wird zum Stellvertreterkrieg mit projektiven Schuldzuweisungen.

Mit einer eingeschüchterten, angstgelähmten und zum Gehorsam genötigten Gesellschaft lässt sich eine „Neue Normalität" nach und nach etablieren. Beruht das Handeln der Obrigkeit auf narzisstischer Störung, sind Selbsterkenntnis und ein Geständnis von Fehleinschätzungen kaum möglich. Nicht nur, dass Narzissten keinen Rücktritt ertragen könnten. Vielmehr wären sie in ihrer Macht, Geltung, Führung grundsätzlich infrage gestellt. Ihre wesentliche Kompensation bräche weg, das könnten sie nicht wirklich gut überleben, es sei denn, dass sie sich in neuen Strukturen wieder Führung und Macht sichern. Deshalb sind die politischen Inhalte für sie völlig nebensächlich und beliebig austauschbar; Hauptsache, das brüchige Größenselbst bleibt gesichert.

So kann man die Psychodynamik der Corona-Normopathie wie folgt verstehen:

Einige Hundert Superreiche hätten am meisten bei einem Gesellschaftscrash zu verlieren. Sie haben aber mittlerweile so viel Geld angesammelt, dass sie sich alles und jeden kaufen können. Es genügen weltweit ein paar Tausend von den politischen, medialen und wissenschaftlichen Anführern, die mit Projekten gefördert oder auch nur ganz plump bestochen werden, alles weitere geht dann seinen massenpsychologischen Gang: Existenzielle Abhängigkeit schafft am leichtesten Mitläufer, erst recht, wenn ihnen eingeredet werden kann, dass alles nur der Rettung der Menschheit dient.

Mit der „Neuen Normalität" retten die Mächtigen ihre Pfründe und damit ihre narzisstische Stabilisierung. Die Masse ist durch die Aktivierung der Frühängste gelähmt, ist folgsam und für jede „Rettung" sehr dankbar. Das kritische Nachdenken wird auch durch den sozialen Druck, zu den Einsichtigen und Solidarischen gehören zu wollen, nachhaltig behindert. Hier begegnet mir eine uralte psychotherapeutische Erfahrung, dass in aller Regel die Machtinhaber nicht als Täter gesehen werden können, weil zuvor schon die Verantwortlichen für die frühe Selbstentfremdung – die Eltern und Betreuer – nicht als Täter gesehen werden konnten. Kinder müssen glauben, dass ihre Eltern und Krippenerzieherinnen nur Gutes wollen, sonst könnten sie nicht wirklich überleben. So werden Verletzungen, Kränkungen, Beziehungsdefizite nicht wirklich wahrgenommen, sondern verdrängt, verleugnet, abgespalten. Ja selbst seelische und körperliche Gewalt wird dann bagatellisiert oder als berechtigt empfunden. Erst wenn sich später Situationen mit Menschen ergeben, in denen Dritte als Sündenböcke benannt werden, wird der bis dahin aufgestaute und durchaus berechtigte Hass am leider ungeeigneten bis unschuldigen Objekt abreagiert. Im Moment, da ich diese Zeilen schreibe, läuft der Hass gegen Ungeimpfte als Sündenböcke für die Gesellschaftskrise und das Versagen der Impfverheißungen auf Hochtouren. Und wer sich zum Impfen mit einem fragwürdigen Impfstoff hat überreden lassen, der wird es niemals für möglich halten, dass die Obrigkeit etwas Schlechtes angeboten haben könnte. Dann setzt der Schutz der Täter genauso hartnäckig ein, wie man eben auch schlechte, böse Eltern hat schützen müssen, um nicht an der Erkenntnis, nicht wirklich geliebt und gewollt und verstanden worden zu sein, einfach den Lebensmut aufzugeben.

So ist verständlich, dass die meisten Menschen sich überhaupt nicht vorstellen können, dass die Machteliten nicht das Beste für das Volk tun würden. Die Täterschaft der Eltern, Erzieher, Lehrer ist so verleugnet, dass sie ohne Erkenntnis der Beschädigung auf die Mächtigen übertragen werden kann, sobald sich die Suggestion wiederholt: Wir wollen doch nur das Beste für dich, für euch!

Diese seelische Abwehr ist so verpanzert, dass keine Einsicht, keine Wahrheit sie durchdringen kann. Protest und Kritik von anderen verhärten die Abwehr noch weiter. Erst wenn das System völlig crasht und die alltägliche Versorgung nicht mehr gesichert werden kann, reift vielleicht ein revolutionärer Geist. Erst wenn es einem Menschen richtig schlecht geht, öffnet er sich vielleicht der Realität erlittener Frühtraumatisierung. In der Gesellschaft ist es nicht anders, bis zum „Endsieg“ wird am Irrtum festgehalten und erst eine „bedingungslose Kapitulation“ eröffnet für eine kurze Zeit neue, befreiende Einsichten.

Die Maschinerie rollt. Man kann bemüht sein, seine Würde zu wahren, durchzuhalten und Ideen und Praktiken für eine bessere Gesellschaft für sich selbst zu entwickeln – für eine Beziehungskultur, die normopathische Verhältnisse ausschließt. Jeder muss seine rote Linie für Anpassung finden und verantworten, ebenso wie den Mut, sich Zwang und Fremdbestimmung zu widersetzen.

Pandemie oder Panikdemie

Angst und Furcht sind wichtige lebenserhaltende Emotionen. Angst signalisiert einen inneren Stresszustand und Furcht die Bedrohung von außen. Mit einem Angstsignal wird der Mensch zum Handeln animiert und hormonell aktiviert, um sich der Gefahr zu entziehen oder sich kämpfend zu schützen.

Pathologie und Psychologie der Angst sind reichlich erforscht.[11] Die neurobiologischen Wissenschaften kennen die Gehirnbereiche und die Neurotransmitter, die bei Angst eine Rolle spielen, wie das vegetative Nervensystem beeinflusst wird, Stresshormone ausgeschüttet werden und wie sich Angst in psychischen und körperlichen Symptomen äußert.

Für die in diesem Buch angestrebte Diskussion sind die psychologischen Theorien der Angststörung von Bedeutung:

In der klassischen Psychoanalyse wird neurotische Angst („Angstneurose") als ein Konflikt zwischen normalen, gesunden Grundbedürfnissen und der psychosozialen Realität, die die Befriedigung der Grundbedürfnisse erschwert, behindert oder ganz und gar verbietet, verstanden. Ein solcher akuter oder chronischer Konflikt bedeutet Stress, damit Gefühlsstau, womit vor allem durch das vegetative Nervensystem die hormonelle Aktivierung zu Kampf oder Flucht vermittelt wird, z. B. durch Steigerung der Herzfrequenz, Blutdruckanstieg, beschleunigte Atmung und Muskelanspannung. Sind Kampf oder Flucht nicht möglich, was in einer entsprechend zivilisierten Gesellschaft die Regel ist, kann die aktivierte Energie

11 Siehe N. Birbaumer (Hrsg.), „Psychophysiologie der Angst", 1977.

nicht angemessen verwendet werden und es entsteht eher eine „Schreckstarre“. Der Gefühlsstau äußert sich in Schwitzen, Zittern, Halsenge (Kloßgefühl), Übelkeit, Erbrechen, Durchfall, Harndrang und anderen Symptomen. Eine akute angstneurotische Reaktion kann bei jedem Menschen in einer plötzlichen starken Bedrohungs- und Gefahrenlage ohne situationsgerechte Hilfe oder Schutz ausgelöst werden.

Anders als mit der Akutangst, die jeden situativ ergreifen kann, steht es mit einer spezifischen Ängstlichkeit, die auf Frühtraumatisierung beruht. Sie kann ein wesentlicher Schwachpunkt der Persönlichkeitsstruktur sein und als Unsicherheit mit entsprechender Angstsymptomatik das soziale Leben belasten. Dabei ist wichtig zu wissen, dass sich Angsterfahrungen aus dem Gedächtnis löschen lassen, aber neurobiologisch wieder aktiviert werden können, z. B. wenn durch Triggerreize plötzliche Panik ausgelöst wird. Das geschieht ohne Erinnerung an das ursprünglich angstvolle, traumatisierende Ereignis, was wiederum erklärt, weshalb Angst gar nicht mehr als Angst wahrgenommen wird, sondern nur noch somatisiert durch vegetative Körperreaktionen verspürt werden kann. Häufig gibt das Anlass, nach körperlichen Ursachen zu forschen und damit oft eine aufwändige apparative Diagnostik erfolglos durchzuführen oder sinnlose Behandlungen zu veranlassen. Das nährt die Hypochondrie des Einzelnen und verursacht unnötige, aber auch gewinnbringende Kosten im Gesundheitssystem. Neurobiologie und Physiologie haben nachgewiesen, dass das explizite Gedächtnis und das emotionale Gedächtnis hirnphysiologisch unterschiedliche Systeme sind. Auch, dass sich Angst außerhalb bewusster Kontrolle im Gehirn förmlich einbrennen und quälende Symptome ohne aktuell erkennbare Ursachen auslösen kann.

Es gibt also natürliche Reize, die nicht notwendig eine Angstreaktion hervorrufen müssen, dies aber bei Frühtraumatisierten verlässlich tun. Analog zur Neurobiologie beschreiben die verhaltenstherapeutischen Theorien, vor allem die klassische Theorie der Konditionierung, die Angst als einen Lernvorgang, bei dem schließlich der natürliche Reiz nur noch Angst auslöst. Bei der operanten Konditionierung wird ein spontanes, natürliches Verhalten durch angenehme oder unangenehme Konsequenzen beeinflusst. Erwünschtes Verhalten wird durch Belohnung verstärkt, unerwünschtes Verhalten wird durch Bestrafung unterdrückt. Ein fester Reiz-Reaktion-Zusammenhang entsteht. Die jeweiligen, erlebten Assoziationen dazu sind oft auch nicht mehr bewusst, so dass im Falle einer Angstsymptomatik bei einer an sich normalen Situation der ursprüngliche negative Reiz nicht mehr bekannt ist oder erinnert wird.

Wenn in einer zivilisierten Gesellschaft einerseits reale Angst entsteht und/oder erzeugt wird und die angemessenen Bewältigungen nicht zur Verfügung stehen oder moralisch geächtet sind, wenn also z. B.

- kein Kampf möglich ist, um die Gefahr aufzulösen oder einen Angreifer zu vertreiben, zu besiegen oder zu vernichten,
- eine Flucht, um sich einer gefährlichen Situation zu entziehen oder einem Angreifer zu entkommen, nicht möglich ist und
- in der Schockstarre, handlungsunfähig, nur zu hoffen bleibt, die Gefahr möge vorübergehen oder der Angreifer aufgeben,

dann wird sich Angst zwangsläufig in psychosomatische Symptome verwandeln oder in psychosozialen Verhaltensstörungen ausgelebt werden.

Die Corona-Pandemie ist verhängnisvoll geeignet, Ängste in Beschwerden, Erkrankung und Fehlverhalten zu verwandeln: Angst wird permanent durch Bilder, Geschichten und Statistiken geschürt. Die Gefahr ist unsichtbar, der Feind lauert angeblich überall. Der Krieg gegen ein Virus ist nicht zu gewinnen, keine der Maßnahmen bis hin zu den Impfungen vermochte die versprochenen Erfolge zu erbringen. Kampf also scheint aussichtslos, Flucht ist sinnlos – wohin sollte man fliehen? Und eine vielleicht moderne Schockstarre, also nichts mehr hören und wissen zu wollen, ist nur ein schwacher und sinnloser seelischer Trick, weil man Informationen nicht wirklich entkommen kann.

In diesem Sinne muss die Angst-Propaganda eine Pandemie zu einer normopathischen Panikdemie transformieren und das gesellschaftliche Leben stören bis zerstören:

- Angst frisst Demokratie. Wenn der Kampf gegen die Gefahr als Krieg geführt wird, dann gelten automatisch alle Kritiker als Deserteure.
- Angst macht unsicher, ratlos, hilflos, wenn keine Fluchtmöglichkeit besteht (die Gefahr ist unsichtbar, überall und weltweit) und dies auch suggestiv verstärkt wird.
- Angst macht abhängig – bei erlebten Überforderungen wird das eigene Handeln, die Selbstverantwortung in einer „Masse“ versenkt.

- Angst sehnt sich nach Führung, Rettung, Hilfe, Erlösung.
- Angst macht dumm – sie schränkt Übersicht, Vernunft, rationales Handeln ein; Denken, Fühlen und Handeln erstarren.
- Angst führt zu Kurzschlusshandlungen und zu Gewalt – wie bei einem in die Enge getriebenen Tier.
- Angst zerstört Beziehungen, da Empathie, Freude und Lust beeinträchtigt werden und eine freie Kommunikation nicht mehr möglich ist.
- Angst steckt an – aus jeder Massenpanik bekannt.
- Angst zerstört Kultur und Zivilisation, vor allem durch Projektion und Spaltung auf der irrationalen Suche nach Schuldigen, um die Angst in Hass verwandeln zu können und damit energetisch wenigstens abzuführen.

Ich habe die Pathophysiologie der Angst kurz erwähnt, um deutlich werden zu lassen, dass Angst ohne Erinnerung an die Ursachen der Frühtraumatisierung und damit auch völlig ohne Einsicht und Verstehen immer vorhanden sein kann. In guten privaten und sozialen Zeiten schlummert die Angst ausreichend kompensiert, abgelenkt und betäubt. Bei persönlichem Stress aus irgendwelchen Gründen und sozialen Konflikten oder gesellschaftlichen Krisensituationen bricht die Angst mit allen individuellen und sozialen Folgen wieder durch.

Will man friedfertige, demokratische Verhältnisse schaffen oder erhalten, müssen Ängste verhindert werden. Will man die Demokratie in eine Diktatur verwandeln, muss man Ängste schaffen und pflegen. Wenn in einer Pandemie Ängste ständig getriggert werden, braucht es praktisch kaum noch ein politisches Diktat, sondern eine massenpsychologisch um sich greifende Angst fordert ein Ende der Unsicherheit des demokratischen Suchens und fordert die Diktatur: Macht, Führung, Härte und Strenge sollen die Ängste wieder einfangen. Als die ehemalige Bundeskanzlerin Merkel und ihr Finanzminister Steinbrück in der Finanzkrise 2008 für die Bevölkerung die Losung ausgaben, die Ersparnisse seien sicher, was keineswegs stimmte, wussten sie bestimmt von der zerstörerischen Kraft einer Panik und waren bemüht, berechtigte und aufgewühlte Ängste mit einer Lüge zu beruhigen. In der Corona-Pandemie ist es anders. Permanent werden Angst und Verunsicherung geschürt – aber vor einem unsichtbaren Feind, so dass ein politisches Diktat von vielen gewünscht wird. Anders verhält es sich, wenn angespartes Geld einer falschen Politik zum Opfer fallen könnte, dann muss politisch bagatellisiert und gelogen werden.

Die Entwicklung der Pandemie-Angst

Ich bin bemüht, eine psychodynamische Logik für die kollektive Angststörung zu erstellen, die sich weltweit entwickelt hat. Meine Analyse bezieht sich aber vor allem auf Deutschland, wo ich sie unmittelbar beobachten, verfolgen, in Einzel- und Gruppengesprächen erfassen und selbst miterleben kann. Ich erörtere dabei noch nicht, ob der Ablauf des Corona-Narrativs möglicherweise einem Plan, einem politischen Willen folgt oder nicht. Es geht erst einmal um die psychodynamische Logik in einer narzisstischen Normopathie als Folge massenpsychologisch wirksamer Frühtraumatisierungen.

Stufe 1:
Wir wurden konfrontiert mit der Aussage, dass es ein neues Virus gibt, aus Wuhan/China kommend, aber unklarer Herkunft. Es stamme vielleicht von Fledermäusen, vielleicht aber auch aus einem Labor. Das Virus sei eventuell lebensbedrohlich, man könne wie an einer gefährlichen Grippe schwer erkranken und daran sterben.

Damit war ein neuer, unsichtbarer, aber gefährlicher Feind publizistisch kreiert, geeignet, eine allgemeine Verunsicherung und Ängstlichkeit zu erzeugen.

An Gelassenheit musste es von vornherein fehlen, denn in einer narzisstischen Gesellschaft steht das Leistungsprinzip an oberster Stelle. Erkrankung und Schwäche bedeuten Niederlage im Konkurrenzkampf. Die unvermeidbare Sterbegewissheit wird mit großem Aufwand verdrängt.

Stufe 2:
Als Infektionen in ganz Europa bekannt wurden, war sofort ein beeindruckendes Virus-Bild künstlerisch erfunden, das fortan immer wieder wie eine Bild(-Werbe)-Suggestion eingesetzt wurde.

Stufe 3:
Mit der Ausbreitung der Infektion wurden permanent Schreckensbilder von schwer leidenden Menschen, überforderten Intensivstationen, von vielen Särgen, überforderten Krematorien und Massengräbern gezeigt. Die Realität hinter diesen Bildern wurde nicht aufgedeckt und diskutiert. Damit war praktisch eine Panik-Zündschnur gezündet.

Stufe 4:
Fortan wurde in den öffentlich-rechtlichen Medien und großen Printmedien täglich über neue Infektionszahlen und Todesopfer berichtet, ohne eine notwendige Differenzierung vorzunehmen, was die Zahlen wirklich bedeuten. So waren und sind „Infektionszahlen" vor allem Testzahlen ohne Klärung der Infektiosität und Erkrankung, und bei den Gestorbenen hieß es „an oder mit" Corona, ohne die wirkliche Todesursache zu erfassen.

Damit war die Panik-Zündschnur erfolgreich gelegt und abgebrannt worden, der Funke hatte das Pulver erreicht und die Angst massenhaft explodieren lassen. Kommen wir nun zu den Begleitfaktoren und Angstverstärkern:

1. Inzwischen hatten fachkompetente Wissenschaftler (Virologen, Epidemiologen, Hygieneexperten) die Angst-Macht

durch entsprechend einseitige Interpretationen ihres begrenzten Fachwissens übernommen.

Der sehr begrenzte Blick auf das Virus, nicht auf das Immunsystem, nicht auf den ganzen Menschen und die sozialen Verhältnisse, reduzierte den Angstkomplex auf einen Fokus (das Virus) – auf Kosten des Systems Mensch-Natur-Gesellschaft. Eine solche primitive Sicht bedient die Abwehrtendenz vieler Menschen, sich vor der Last der Komplexität des individuellen wie gesellschaftlichen Lebens zu schützen.

2. Eine wissenschaftliche Kontroverse wurde von Anfang an nicht zugelassen, sogar aktiv verhindert, und kritischen Einwänden und (vom Regierungs-Narrativ) abweichenden Erkenntnissen nie der gleiche wissenschaftliche Rang zugebilligt wie den tonangebenden Stimmen. Der Wert dissidenter Forschungen wurde ganz und gar geleugnet, ihre Anhänger wurden abgewertet bis diffamiert. Damit waren Zweifel gesät und die allgemeine Verunsicherung verstärkt worden, was wesentlich zur Spaltung der Bevölkerung in Befürworter und Kritiker des Corona-Narrativs beitrug. Eine solche Spaltung beherrscht seitdem das Thema „Corona", das nur auf der Symptomebene angegangen wird. Alle individuellen und gesellschaftlichen Probleme lassen sich leicht auf die Viruslage projizieren, d. h., der Angstkomplex wird gezielt inhaltlich reduziert und simplifiziert, was viele Menschen gerne annehmen, ohne die Fehleinschätzung in Frage zu stellen.

3. Politiker müssen Entscheidungen treffen und handeln. Bei mangelndem Wissen, unsicheren Erkenntnissen und fehlenden Erfahrungen müssen sie umso entschlossener Maßnahmen ergreifen, um ihre Unsicherheit nicht erkennbar werden

zu lassen, immer den politischen Konkurrenzkampf und die nächsten Wahlen im Blick. Sie wissen auch, dass Nicht-Handeln psychologisch und juristisch wesentlich folgenschwerer sein kann als Falsch-Handeln. Politiker sind Getriebene ihres Narzissmus, ihrer Machtbedürfnisse und Handlungszwänge. Die globale Informationsbühne verstärkt den Handlungsdruck – jedes unsichere Handeln wird sofort weltweit kritisiert und infrage gestellt.

Die Politiker in einer narzisstischen Gesellschaft erzeugen die Spaltung der Bevölkerung, indem sie ihre ungesicherten Entscheidungen für „alternativlos" ausgeben, damit Abhängige, Unsichere suggestiv an sich binden und Autonome zum Protest verführen. Je einseitiger, ungeprüfter und unlogischer politische Machtentscheidungen sind, desto besser sind Politiker geschützt, weil sie damit von ihren realen Fehlern ablenken und die Diskussion in eine Kampfarena der gespaltenen Bevölkerung überführen können. Hier wird das Versagen der dominierenden Medien besonders auffällig.

4. Konkrete Unsicherheit, Unwissen, Handlungszwänge und die Unmöglichkeit, alle Folgen getroffener Maßnahme bedenken zu können, bedeuten eine nahezu untragbare Bürde für die Entscheider. Sie müssen, um entschieden zu handeln, eine spezifische Persönlichkeitsstruktur haben, die unabhängig von politischen Inhalten einen psychischen Abwehrpanzer braucht, der Zweifel, Ambivalenzen, Empathie und vorausschauende Bedenken gar nicht erst bewusst werden lässt. Verdrängung ist bei jeder Frühtraumatisierung der Fall. Und wenn Macht die hauptsächliche Kompensation ist und sich das Größenselbst so aufbläht, dass es um die „Rettung der Menschheit" oder immerhin um den „Gesundheitsschutz" der ganzen Bevölkerung

geht, um Entscheidungen von „nationaler Tragweite“, dann dürfen einfach keinerlei Bedenken zugelassen werden. Das Übermenschliche der komplexen Aufgabe soll wenigstens in den Maßnahmen als allein richtig und alternativlos vermenschlicht werden können. In einer Konkurrenzgesellschaft würde das Erkennen und Eingestehen von Fehlentscheidungen ja den sofortigen Rücktritt der Verantwortlichen erzwingen. Damit es nicht dazu kommt, werden wir über eine lange Zeit mit allen möglichen und unmöglichen Fake-News der Machteliten rechnen müssen. Nur wenn der Angstkomplex überwunden wird, bekommen Realität und Wahrheit wieder eine Chance.

5. Die Entwicklung eines freien Journalismus zu einer propagandistischen Berichterstattung, einseitig zugunsten des Regierungshandelns und unter Diffamierung von Kritikern, verschärft den Angstkomplex, weil jeder Bürger, eine demokratische Vielfalt gewohnt, jetzt erkennen kann, dass einseitig und verzerrt berichtet wird. Nahezu aufgegeben wurde der investigative Journalismus in den öffentlich-rechtlichen Medien. Deren „Fakten-Checks“ richten sich gegen kritische Stimmen, es fehlt aber ein unbestechlicher Prüfstand für regierungsamtlich unbegründete Maßnahmen, Fehlentscheidungen, propagandistische Informationen, wissenschaftliche Einseitigkeiten, gefälschte Statistiken, erpresste Vereinbarungen. Die ehedem vielgepriesene Ausgewogenheit, die einschlösse, auch über berechtigte Gegenpositionen sachlich zu informieren, hat abgedankt. Auch das verschärft die Spaltung der Gesellschaft.

Die einen werden dankbar der Propaganda lauschen und alle „Schutzmaßnahmen“ willig befolgen, andere werden die Fragwürdigkeiten und politisch-ideologisch verzerrten Informationen voller Empörung zur Kenntnis nehmen. Dass sich in einer Gesellschaftskrise ein Angstkomplex entwickelt, ist verständlich. Die Spaltung aber in gesellschaftliche Gruppen, die sich im Bann der Pandemie-Angst feindselig gegenüberstehen, transformiert das eigentliche Problem, nämlich die gesellschaftliche Normopathie, in einen Gesundheitsschutz-Wahn. Die normopathische Krise, von der eine reale Bedrohung ausgeht, versickert in der Irrationalität der angstgetriggerten Pandemie-Bekämpfung.

6. Eine politisch gewollte Angst mit all ihrer medial geschürten Unsicherheit, mit der Widersprüchlichkeit aller Maßnahmen, mit der oft fehlenden Logik und Ziellosigkeit, mit falschen Verheißungen und Versprechungen (besonders bezogen auf die Impfungen), mit fehlendem demokratischen Diskurs, mit Einschränkung der Meinungsfreiheit, Diskreditierung von Kritikern und einer der medizinischen Verantwortung und Ethik entzogenen Impfpropaganda ist als Verwirrungs- und Angstkomplex hervorragend geeignet, einen Massenwahn auszulösen. Eine solche kollektive psychosoziale Störung kann sich massenpsychologisch entlang der aktivierten Ängste aus Frühtraumatisierungen intensiv und schnell entfalten. Der Pandemie-Wahn dient dann der Abwehr von bitteren Wahrheiten und schmerzlichen Erkenntnissen des eigenen falschen Lebens in der Gesellschaftspathologie. Da verwundert es auch nicht, wenn typische Absurditäten einer Paranoia auf die Bühne gelangen, wie z. B. der Kampf ums Toilettenpapier, das Tragen von Masken im Freien, beim Fahrradfahren, im Auto oder das Tragen von doppelten Masken, das Aufzeichnen von Linien für den zwischenmenschlichen Abstand, ausgewiesene Standorte, wo Kinder in der Schule und für kurze Zeit ohne Maske durchatmen dürfen, und andere Manifestationen psychischer Verstörung.

Die Paranoia wird nahezu gemeingefährlich, wenn angeordnet wird, dass Kinder Masken tragen und Abstand einhalten müssen, praktisch nicht mehr frei atmen und sich nicht mehr frei bewegen dürfen. Ebenso bedenklich ist eine Impfung, deren Wirkung nicht ausreichend auf ihren Erfolg, die Gesundheit und das Leben zu schützen, geklärt ist. Man kann es nicht oft genug wiederholen: Kinder und Jugendliche haben ein extrem geringes Risiko, an Corona schwer zu erkranken oder gar zu sterben. In seinem Wochenbericht vom 6. Januar 2022 schrieb das RKI von „41 validierten COVID-19-Todesfällen bei [U]nter[-]20-Jährigen" seit Pandemiebeginn in Kalenderwoche 10 des Jahres 2020. 41 von insgesamt 114.029 Todesfällen in Deutschland – das entspricht einem Anteil von 0,03 Prozent. Bei 29 dieser Fälle lagen Vorerkrankungen vor. Dass ein vor der Infektion kerngesundes Kind bei richtiger Fürsorge überhaupt an COVID-19 sterben kann, darf bezweifelt werden. Ich spreche von einem Impfwahn als dem gefährlichsten Symptom der Angst-Herrschaft, wenn angestrengt fortgesetzt wird, was die erwarteten und versprochenen Erfolge nicht erbringen können, zugleich aber noch nie dagewesene, schwere Komplikationen und Todesfolgen in Kauf genommen werden.

Die wahnhafte Verarbeitung einer Gefahr wird auch an der Zerstörung sozialer Verbundenheit erkennbar, wenn das wichtigste menschliche Bedürfnis nach Nähe und Kontakt durch die Suggestion, der Nächste könnte ein Gefährder, ein Bedroher sein, mit Angst beladen wird. Ein irrsinnig hoher Preis ist da zu zahlen, und ein Vergleich mit Engländern, Schweden und anderen, die ihren Lebensstil und ihr Miteinander nicht so umstandslos dem Virus opferten, zeigt die deutsche Schieflage. Man müsste im Grunde genommen ständig den Kopf verwundert schütteln über die unzähligen täglichen Absurditäten, mit denen Menschen wie mit magischen Mitteln einen Wahn beherrschen wollen und sich dabei selbst zerstören.

7. So bietet der Massenwahn sehr vielen eine Chance, ihre aufgewühlten Frühängste und eine berechtigte Zukunftsangst auf ein Virus projizieren zu können in der irrigen, aber situativ entlastenden Hoffnung, mit einem siegreichen Kampf gegen eine Infektionsgefahr alle Sorgen beruhigen oder sogar lösen zu können.

Das destruktive selbst- und fremdzerstörende Potential eines Massenwahns wird verständlich, wenn man den Gefühlsstau aus Frühtraumatisierungen kennt. Durch ihre Stauung können die Affekte selbst erlebter Bedrohung, Kränkung und des Verlassenseins eine mörderische Qualität annehmen und nach Entladung drängen. Eine solche Entladung kann zu einer Machtorgie führen, zu totalitärer Herrschaft und schlimmstenfalls in den Krieg, in dem dann sogar Töten erwünscht ist und befohlen wird. Dann führen Herrschaft und Mitläufer-Massen einen Kampf gegen eine wahnhaft vorgestellte Bedrohung: den „Feind". Andererseits können sich auch die Affekte des Gefühlsstaus der angemessenen Proteste bemächtigen und zu einer Revolte führen.

Die Differenzierung der Ängste

Wenn wir von Angst sprechen, müssen wir zwischen einer lebensrettenden, unvermeidbaren Angstreaktion in gefährlicher Lebenslage und einer persönlichkeitsstrukturellen Angst (aus Frühtraumatisierung) oder auch einer neurotischen Angst (aus innerseelischen Konflikten) unterscheiden. Die persönlichkeitsbedingten und die neurotischen Ängste sind zumeist in spezifischem Verhalten gebunden oder werden in sozialen Konflikten inszeniert. Je freiheitlicher und demokratischer eine Gesellschaft ist, desto besser werden die individuell angstgesteuerten Verstörungen ausgelebt. Sie können nicht selten sogar als spezielle Verrücktheit auch besondere Aufmerksamkeit und Anerkennung erfahren, z. B. der Frühbedrohte durch gefährliche Arbeiten, Extremsport oder Artistik bzw. der Frühbesetzte durch einen religiösen, meditativen, autistisch-wissenschaftlichen oder künstlerisch-schizoiden Rückzug und Eigensinn. Oder der Ungeliebte durch prämierte Leistungen und Machterfolge und der Abhängige als Verehrer, Fan und unverzichtbarer „Sekretär".

Die innerseelischen Konflikte belasten das Leben des Gehemmten im Kampf um Gehorsam und Aufbegehren, den Erpressten im Ringen um Eigenes gegen das Aufgezwungene. Der Vernachlässigte wird leidvoll sein Leben versäumen, weil er noch auf Unterstützung hofft, und der Überforderte verdirbt sich praktisch alle Erfolge, weil er immer noch mehr will und nicht mehr entspannen kann.

Durch frühe Mütterlichkeits- und Väterlichkeitsstörungen bedingte Ängste sind:

- die Angst, nicht (lebens-)berechtigt zu sein,
- die Angst, nicht ich selbst sein zu dürfen,
- die Angst, nicht gut genug zu sein,
- die Angst, nicht eigenständig sein zu dürfen,
- die Angst, sich nicht entfalten zu dürfen,
- die Angst, nicht kreativ sein zu können,
- die Angst, allein zu bleiben,
- die Angst, etwas nicht zu schaffen.

Diese Ängste bestehen unabhängig von sozialen und gesellschaftlichen Verhältnissen, finden aber je nach den äußeren Lebensbedingungen ihre Ablenkung, Kompensation oder ihr Schlupfloch.

In demokratischen Verhältnissen ist das leichter, in totalitären Systemen wesentlich schwieriger. Demokratie ermöglicht Vielfalt, Autoritarismus erzwingt ein Entweder-oder: Wer nicht für uns ist, ist gegen uns.

Wir erleben im Moment eine Demokratie auf der Kippe, eine zunehmende Einengung auf einen primitiven Dualismus für die Regierungspolitik oder gegen sie. Wichtige demokratische Fundamente sind ausgehöhlt: der Minderheitenschutz durch Maßnahmen wie die 2G-Regel, die Anerkennung einer politischen Opposition durch Diffamierung Andersdenkender, die Verfassungsmäßigkeit durch Verordnungen wie etwa der Verkürzung des Genesenen-Status, der Schutz der Grund-, Bürger- und Menschenrechte durch selektive oder allgemeine Impfpflichten, durch Einschränkung der Bewegungsfreiheit und Schmälerung des Rechts auf Bildung, zumal bei Kindern und Jugendlichen. Die Beispiele ließen sich vermehren. Auch das Bewusstsein für den Wert der Gewaltenteilung liegt im Argen, wenn jemand wie der Ratsvorsitzende des Weltärztebundes, Frank Ulrich Montgomery, Richter am niedersächsischen Oberverwaltungsgerichts Lüneburg als „kleine Richterlein“ glaubt verunglimpfen zu dürfen, weil ihm nicht passt, dass das Gericht immer wieder Corona-Maßnahmen der Landesregierung kippt. Der notwendige demokratische Diskurs findet nicht mehr statt, wird mit politischen Mitteln verhindert. Damit werden alle bisherigen Anpassungsleistungen wirkungslos, welche ein Individuum zuvor erbracht hat, um persönlichkeitsstrukturelle Frühängste und seine neurotisch auf einen Pol fixierten Konfliktängste zu deckeln. Und nicht nur, dass sie wirkungslos, erfolglos und sinnlos werden. Das mögliche Aufbrechen der alten Ängste gefährdet das Weiterleben, wenn nicht rasch eine neue Anpassungsmöglichkeit in der „Neuen Normalität“ gefunden wird. Dieser labilisierende Übergang von einer Angstbindung an die nächste schafft eine große Versuchung, sich durch Entweder-oder, durch Für oder Wider zu stabilisieren. Unter zunehmend undemokratischen Verhältnissen hieße das zumeist, in einer sichernden Mitläufergemeinschaft und Mittätermacht mitzuschwimmen.

Anders gesagt: Von Anfang an durch Selbstentfremdung erzeugte Ängste, die gemäß gesellschaftlicher Verhältnisse kompensiert und gebunden werden (müssen), verlieren bei veränderten Machtverhältnissen ihren bisherigen Schutz, ihre Ablenkungs- und Beruhigungsmöglichkeiten, labilisieren den Menschen, der praktisch „nackt“ seine Frühtraumatisierung wiedererleben könnte und deshalb ein Feindbild braucht, um den wieder aufgewühlten Gefühlsstau irgendwie abreagieren zu können. Er braucht dringend eine schnelle Neuanpassung, um die Ängste wieder zu binden. Das gelingt in der Regel am besten durch Kollaboration mit den Mächtigen. Wer versteht, Angst zu erzeugen, der gewinnt Gefolgsleute bis in den Tod!

Im Folgenden will ich die Ursachen, die Formen und Folgen der frühen mütterlichen und väterlichen Beziehungsstörungen darstellen und wie sie sich in Gesellschaftsveränderungen geltend machen, die als Folge einer pandemischen Angst-Politik entstehen und erzeugt werden. Von entwicklungspsychologischer Bedeutung sind hierbei Mutterbedrohung, Mutterbesetzung, Muttermangel, Muttervergiftung, Vaterterror, Vatererpressung, Vaterflucht und Vatermissbrauch.

1. *Mutterbedrohung* ist eine Quelle von prinzipieller permanenter unbewusster Bedrohungsangst. Das Kind bekommt zu spüren, sei es in Worten oder in Taten, dass seine Existenz der Mutter unerwünscht ist. Die laute oder auch nur stille, aber ständige Botschaft einer entsprechend gestörten Mütterlichkeit ist: „Ich will Dich nicht!" „Sei nicht!" „Du bist nicht (lebens-)berechtigt." Vielfach sind es Mütter mit ungewollter Schwangerschaft und/oder Mütter mit einer prinzipiellen Überforderung, gut mütterlich zu sein. Ihr Verhalten resultiert meistens aus einer Borderline-Persönlichkeitsstörung. Erlebt ein Kind eine solche prinzipielle Ablehnung, häufig auch von Gewalt begleitet, ist die erlebte Bedrohungsangst berechtigterweise mit Wut und Hass verbunden. Diese Gefühle müssen in der Regel unterdrückt werden und liefern später aus dem Gefühlsstau heraus die Energien für schwere Bindungs- und Beziehungskonflikte bei emotionaler Instabilität und für hassvolles Gewaltagieren.

Die Corona-Politik besteht vor allem in einer unablässigen Bedrohungspropaganda. Kein Wunder, dass viele Menschen schwer verunsichert und seelisch labilisiert sind. Bedrohliche, widersprüchliche und ungenaue Informationen sind sehr geeignet, Frühängste zu aktivieren. Sich in Ruhe mit dem Für und Wider vielfacher Informationen zu beschäftigen, wird für Frühbedrohte schnell zur Überforderung. Die Angst deformiert ein kognitiv-offenes Sowohl-als-auch in ein primitives Entweder-oder. Bezogen auf die Corona-Politik besteht die Gefahr, sich auf nur eine Seite der Informationen zu schlagen, mit der falschen Hoffnung, bedrohliche Realitäten dadurch beschwichtigen zu können, dass man sie ausblendet. Man muss immer bedenken, dass Frühbedrohte im Überlebenskampf viel Kraft zur relativen Anpassung an bestehende Lebensverhältnisse aufbringen mussten. Gerät das Bisherige infrage oder geht gar verloren, verliert auch die frühe Bedrohungsangst ihren Kompensationserfolg. Und je nach sozialer Situation und informativer „Blase", die fast immer besteht, weil nur das Entweder-oder Halt gibt, sucht der Instabile sich wieder mit einer Meinung zu stabilisieren. Wer das Regierungshandeln mit allen einschränkenden Verordnungen als Schutz vor tiefer seelischer Bedrohung braucht, der wird jeden Protest und jede Kritik fanatisch – und wenn nötig bis zur Vernichtung – bekämpfen. Dann wird alle Bedrohung auf das Virus projiziert und nicht auf die politischen Entscheidungen, die dann sogar als Lebensrettung empfunden werden können, die niemand anzweifeln darf. So wird das Hasspotential gegen jede Kritik am Regierungshandeln verständlich. Aber die Zustimmung steht auf „kranken Beinen"!

Für die Gegner, sofern sie sich in extremistischen Phantasien bis hin zu Morddrohungen gegen den Gesundheitsminister ergehen, gilt Entsprechendes. Gewaltfreie Ablehnung aber ist überaus verständlich. Da grundlegende Lebensveränderungen bereits politisch verordnet worden und weitere zu erwarten sind, kann natürlich nicht nur die Kritik daran, sondern auch das Regierungshandeln als schwere Bedrohung erlebt werden. Dann werden in Informationen, die alternativ zu den öffentlich-rechtlichen noch reichlich vorhanden sind, Argumente und Beweise für Kritik und Widerstand gesucht und auch gefunden.

Der aktivierte Hass aus Frühbedrohung ist ein inhumanes Machtmittel, um Spaltung zu provozieren: Hassen heißt, sich rigoros auf eine Seite zu schlagen, so dass nur die Wahl bleibt, die regierende Politik als Schutz und Rettung oder aber im Gegenteil als schweren Irrtum mit destruktiven Folgen zu erkennen. Der alte, aber unbewältigte Hass verwandelt sich in aktuelle, soziale, „geschwisterliche" Feindseligkeit. Das ist gut zu beobachten, wenn Protest-Spaziergänger mit Gegendemonstranten aufeinandertreffen. Dabei ist die mediale Verzerrung bemerkenswert, dass den friedlichen Demonstranten Gewalt zugeschrieben wird und die hassvollen Gegendemonstranten („Wir impfen euch alle!") ungleich weniger kritisiert werden. Natürlich finden sich in jeder Ansammlung auch immer gewaltaffine Störer, die ihren Gefühlsstau abreagieren wollen (siehe z. B. Hooligans beim Fußball), oder es sind eingeschleuste Provokateure, gekauft, um einen Protest besudeln zu können.

2. *Mutterbesetzung* ist die Quelle von Besetzungsangst. Das sind in der Regel Mütter, die, aus eigener Unsicherheit und Bedürftigkeit, sich ihr Kind zum Besitz machen. Sie können dem Kind kein eigenes Leben lassen. Sie wollen alles wissen und bestimmen, das

> Kind beherrschen, praktisch die Lebensenergie des Kindes für sich in Anspruch nehmen. Die Tragik liegt zumeist darin, dass das mütterliche Selbstverständnis als Zuneigung für und Sorge um das Kind erlebt wird. Die individuelle und freie Entfaltung des Kindes wird wie durch eine Besatzungsmacht behindert. In der Folge leben die Betroffenen, um sich vor solcher Okkupation zu schützen, im sozialen Rückzug, im permanenten Misstrauen und schizoider Zurückhaltung.

Die Anti-Corona-Maßnahmen können ihnen sehr gelegen kommen, wenn ihre strukturelle Beziehungsangst durch geforderte soziale Distanz, Verbot des Händeschüttelns und Verbergen der Gesichtszüge durch eine Nase-Mund-Maske unterstützt wird. Auch eine Ausgangs- und Kontaktsperre oder Quarantäne kann als wesentliche soziale Entlastung erlebt werden. Andererseits bedeutet Besetzungsangst ein permanentes Misstrauen gegen alle potentiellen Besetzungsversuche, sei es durch Personen, die Macht und Einfluss anstreben, oder durch Maßnahmen, die als Zwangs-Besetzung erlebt werden. Bezogen auf die Pandemie sind die durch Mutterbesetzung Geschädigten die stillen Nutznießer der geforderten sozialen Distanz und Kontaktverbote. Zugleich hegen sie misstrauisch Zweifel an der Richtigkeit und Ehrlichkeit der besetzenden Maßnahmen. Innerlich wird in ihnen eine Spaltung provoziert, wenn sie den verordneten sozialen Rückzug als Entlastung erleben, während die reaktivierte frühe Besetzungsangst das Misstrauen in ihnen wachhält. Sie erleiden in der Pandemie eine Retraumatisierung durch Selbst-Spaltung in entlastendes Erdulden und trotziges Verweigern.

3. *Muttermangel* ist die Quelle von Liebesverlustangst. Das Kind wird nicht durch Mutterliebe in seinem Selbstwert bestätigt. Die reale Mutter hat selbst nicht genug Mutterliebe erfahren und steht so mit „leeren Taschen“ vor ihrem Kind, sie ist durch persönliche Probleme und Lebenskonflikte abgelenkt und ausgelaugt oder ist als versorgende und berufstätige Mutter einfach gestresst und überfordert. Und wenn dann der Vater oder andere Familienmitglieder wenig oder keine Mütterlichkeit zur Verfügung haben, erleidet das Kind einen schmerzlichen Mangel an Zuwendung, Zuneigung und Bestätigung. Besonders tragisch sind „bemühte“ Mütter und „besorgte“ Eltern, die wissen, was ein Kind braucht, und sich um „Liebe“ bemühen, alles gut und richtig machen wollen. Das Kind aber erlebt keine Liebe im Sinne ganz individueller Empathie, weil die Eltern sich anstrengen, ohne das Kind zu fühlen. Einen erlittenen Liebesmangel wird das Kind immer als selbstverschuldet erleben: Ich bin nicht richtig, nicht gut genug, nicht liebenswert. Fortan sucht es nach Möglichkeiten, mütterliche Zuwendung zu erreichen. Alle daraus erwachsenen Anstrengungen und Leistungen mögen freundliche Anerkennung und Bestätigung bewirken, aber eben leider keine Liebe. Liebe kann man sich nicht verdienen, sie wird geschenkt oder nicht. Aber die Illusion – aus der Not geboren – lässt die kindlichen Bemühungen wuchern, bis sie in der narzisstischen Verstörung des Selbstbetruges landen: Ich tue doch alles, bin doch großartig! Was dann auch durch Anerkennung, Leistungserfolge, Lob und letzt-

lich erkaufte Zuwendung bestätigt wird, aber nicht die eigentliche Liebesbedürftigkeit stillt.

Liebe bringt eine selbstverständliche Bestätigung und das Glück des Angenommenwerdens, ohne etwas leisten zu müssen. Narzissmus bedeutet die Tragik unendlicher Bemühungen, ohne je die Liebes-Sehnsucht stillen zu können. Da helfen auch Geld, Besitz, Erfolg, Ansehen und Macht nicht. Es gibt viele „große" Persönlichkeiten, die ihre „Erfolge" ihrem Kampf gegen die Not des Liebesmangels verdanken. Eine Pandemie ist dann regelrecht eine Herausforderung mit Verführungskraft, die eigene Bedeutung beweisen zu wollen. Narzissten blühen geradezu auf, um im Verordnen oder Gestalten aller vermeintlichen oder auch realen Schutzmaßnahmen sich selbst als großartig zu erleben und bestätigt zu werden. Dabei geht in aller Regel die realitätsgerechte Differenzierung zwischen notwendig und sinnvoll einerseits und übertrieben, größenirre und erfolgstrunken andererseits verloren. Es dominieren die Selbstüberschätzung und ein Erfolgswahn als notwendiger seelischer Schutz vor dem Wiederbeleben der Ohnmacht gegenüber unerfüllter Liebessehnsucht. Der große Retter, der entschlossene Verordner, der sichere Führer durch die Gefahr – so dazustehen entschädigt nicht, ist aber eine große Gefahr für die Verführung der Massen.

Narzisstische Größe kann selbstredend auch im Protest und Widerstand gegen alle Corona-Maßnahmen eine Aufgabe und Bühne finden.

Auf jeden Fall ist die Liebesverlustangst bei unerfüllter Liebessehnsucht in einer Gesellschaftskrise, wie sie durch eine Pandemie entsteht und geschürt wird, mithilfe der weitverbreiteten narzisstischen Störungen sehr geeignet, die Spaltung der Gesellschaft zu forcieren. So stehen sich vor allem die Narzissten im Kampf gegenüber, wobei der narzisstische Ehrgeiz hochpathologische Inhalte, Lügen und Realitätsverzerrungen entwickeln kann, was aber die Kehrseite nicht ausschließt: dass der Leistungsdrang eine engagierte Wahrheitssuche, mutige Kritik und ein kämpferisches Bemühen um Verständigung vorantreibt.

Nach meiner Einschätzung wird die Liebesverlustangst in der Pandemie-Situation mehrheitlich in den Dienst der Macht gestellt, gemäß der frühen Prägung, sich „Liebe" bei den Mächtigen (wie ehemals bei Mutter und Vater) verdienen zu wollen. Die zwangsläufige Unmöglichkeit der Erfüllung dieses Wunsches erklärt die süchtige Steigerung aller Bemühungen, aller Maßnahmen bis ins Absurde, Groteske, Alberne, Sinnlose, Widersprüchliche.

4. *Muttervergiftung* ist die Quelle der Autonomieangst. Es ist eine problematische Mütterlichkeit gemeint, bei der dem Kind Zuwendung und Anerkennung versprochen und auch zuteil wird, wenn das Kind mütterliche Erwartungen und Wünsche erkennt und zu erfüllen lernt. Die Botschaft der Mutter ist: Ich habe dich (nur!) gern, wenn du dich so verhältst und entwickelst, wie ich das brauche, wie mir das gefällt. So lernt das Kind von Anfang an, mehr auf die Mutter zu achten, auf ihre Bedürfnisse und Wünsche, als auf die eigenen. Am Ende weiß der Mensch nicht mehr sicher, wer er wirklich ist und wer nicht, was er tatsächlich will und braucht und kann und was nicht. Es ist ein Abhängigkeitssyndrom entstanden, lieber zu denken, zu fühlen und zu tun, was von außen

erwartet wird, als selbstständig und selbstbewusst das eigene Leben zu finden und zu gestalten. Der innere Konflikt zwischen Autonomie und Abhängigkeit, zwischen Selbst- und Fremdbestimmung, den jeder Mensch alltäglich regulieren muss, bleibt auf Abhängigkeit fixiert. Das geht nicht ohne Ängste ab: nicht ohne die existenzielle Angst, das Eigene zu finden, zu leben und zu verantworten, und nicht ohne die Bangnis, ob es gelingt, jederzeit zwischen sinnvoller Abhängigkeit und notwendiger Autonomie situationsgerecht entscheiden zu können.

Wer gelernt hat, Mutters Erwartungen zu erfüllen und Angst vor eigenen Wegen hat, wer Angst hat, Mutters Anerkennung und ihren Schutz zu verlieren und stattdessen Ablehnung zu erfahren und Vorwürfe einstecken zu müssen, der wird auch in der Pandemie sein altes Muster nicht verlassen. Er wird weiterhin abhängig-angepasst reagieren und ein fleißiger obrigkeitshöriger Befolger aller Anordnungen und Maßnahmen sein wollen. Die Abhängigen achten aufmerksam auf alle Veränderungen, um sich schnell wieder anpassen zu können. Sie vermeiden es, eigene Wege zu gehen, sich eine eigene Meinung zu bilden (was ihnen sowieso schwerfällt), und erleben alles Autonome als unerlaubt, verboten, unverantwortlich. Aber sie verhalten sich damit nicht nur wie „schweigende Lämmer", sondern sind dann auch „Muttis" engagierte Verteidiger, indem sie alle autonomen und selbstverantwortlichen Menschen mit Verve denunzieren und verfolgen. So verschärft der angstgetriggerte Umgang mit der Pandemie die soziale Spaltung zwischen Abhängigen und autonomen Menschen.

5. *Vaterterror* ist die Quelle von Autoritätsangst. Kinder werden durch väterliche Strenge, Härte, Gefühllosigkeit und Gewalt eingeschüchtert und in ihrer individuellen Entwicklung gehemmt. Betroffene sind auf Gehorsam und Unterwerfung getrimmt, jeder Widerstand wurde zumeist seelisch oder körperlich schmerzhaft bestraft. So werden ideale Mitläufer jeder Normopathie gezüchtet, und sie sind bereitwillig „Soldaten" jeder Diktatur. Aber man darf nie vergessen, dass die willfährige Unterordnung immer mit einer versteckten Aggression verbunden ist. Denn der mit Macht erzwungene Gehorsam ist natürlich einengend und kränkend, der Widerstand jedoch darf nicht gelebt werden, sondern wird gebrochen. Gehemmte Menschen sind zwar gut und leicht manipulierbar, aber wenn die Macht der Unterdrücker schwächelt, sind sie auch die eifrigsten Revolutionäre und gnadenlose Rächer. Die freiwerdende Empörungswut bei Machtwechseln, die auch ein „Aufhängen an den Laternen" fordern kann, ist nur aus dem Schmerz und der Empörung bei früh verletzter Würde zu verstehen. Immerhin wird das Kind von Anfang an entehrt! Die Terror-Väter sind selbst schwache, unsichere, instabile Männer aus eigener früher Traumatisierung und reagieren sich ersatzweise und meist unbewusst an ihren Kindern ab. Sie halten dann nicht selten ihre Härte und Gewalt für notwendig und betrachten sie als für eine gute Entwicklung hilfreiche Erziehung.

Bezogen auf die Pandemie sind Menschen mit Autoritätsangst in aller Regel willig und beflissen, alle einengenden Maßnahmen zu befolgen, Kritik auszuschalten und autoritären Machern, Bestimmern und Durchsetzern willfährig zu folgen. Sie neigen häufiger dazu, die Autoritäten noch besonders zu hofieren – z. B. als Journalisten – und Anordnungen mitunter bis ins Groteske zu übertreiben und zu befolgen (ich erwähnte bereits das Beispiel von Menschen, die eine doppelte Gesichtsmaske tragen oder ihre Maske selbst beim Joggen oder Autofahren nicht mehr absetzen möchten). Solche absurden Übertreibungen konterkarieren und zerstören einen eventuell sinnvollen Schutz.

Als Analytiker ist es mir nicht fremd, in den übertriebenen Gesten des Gehorsams auch die versteckte Aggression zu erkennen, denn damit wird ein sinnvolles und hilfreiches Befolgen von Empfehlungen so ins Lächerliche gezogen, als würde der Soldat Schwejk vorgeben, seinen Kaiser ehren zu wollen.

Die vom Vaterterror gezeichneten Menschen sind als gehemmte, aber aggressionsgestaute Untertanen die „Söldner der Pandemie“, willig und lüstern, Befehle zu befolgen, aber zugleich sind sie auch diejenigen, die eine bisher verehrte Autorität mit tiefer Verachtung bestrafen, wenn deren Macht und Glanz verloren gehen, wenn die Machtverhältnisse sich ändern. Das tun sie dann aus ihrem geöffneten Gefühlsstau heraus, aber auch, um sich einer neuen Macht sofort wieder im Gehorsam und begeisterter Unterwerfung anzudienen.

Ihr Mächtigen! – Eure heutigen Anhänger sind auch gern morgen eure Feinde!

6. *Vatererpressung* ist die Quelle für Verantwortungsangst. Erpressende Väter erwarten und fordern von ihren Kindern, dass sie väterliche Positionen, Ein-

> stellungen und notfalls auch Anordnungen selbstverständlich und ohne großen Widerstand übernehmen und diese sich zu eigen machen. Dem Vater ist politisch, religiös, moralisch und wirtschaftlich zu folgen. Damit verzichten Nachkommen auf die Entwicklung persönlicher Ziele und Verantwortung für das eigene Leben. Betroffene finden häufig eine Entlastung für die kränkende väterliche Erpressung, indem sie nun besonders eifrig bemüht sind, die väterlichen Erwartungen nicht nur sich zu eigen zu machen, sondern die Ansprüche an sich selbst sogar auszubauen, um den Vater in äußerer Anerkennung oder wirtschaftlichem Erfolg noch zu übertreffen. Was oft auch familiäre Konflikte provoziert, weil narzisstische Väter sich nicht gerne übertrumpfen lassen.

Bezogen auf die Corona-Pandemie neigen die Erpressten mit ihrer Verantwortungsangst für das eigene Leben dazu, die staatlichen („väterlichen") Anordnungen und Maßnahmen widerspruchslos zu übernehmen, zu befolgen und mehr zu tun, als gefordert ist. Der Rest eigener Bedürfnisse wird in „kreative" Erweiterung und Verstärkung der exekutiven Macht transformiert. Man nennt das auch „vorauseilenden Gehorsam" und erkennt die seelische Einengung an der widerspruchlosen Pflichterfüllung, an dem besonders übertriebenen Ehrgeiz, wie auch an der sehr heftigen, feindseligen Reaktion gegenüber allen, die für eine Selbstverantwortung eintreten. Selbstverantwortung ist der Tod des Autoritarismus! Und Menschen, die für sich selbst entscheiden, sind natürlich eine bedrohliche Herausforderung für die engagierten Erpressten, die ihre bittere Kränkung durch abgegebene Freiheit nicht mehr spüren wollen. Damit trägt die

Verantwortungsangst wesentlich zur sozialen Spaltung bei, die sich zwischen den folgsamen (erpressten) und freiheitlichen Menschen herstellt.

Im Gegensatz zu den mit Vaterterror eingeschüchterten und gehemmten Menschen, die auch immer ein „Messer im Gewand" verstecken, machen sich die Erpressten die väterlichen Forderungen zu eigen, in der Hoffnung, die besondere Anerkennung des Vaters dadurch zu erlangen. Ihre Rache am einengenden Väterlichen wird gerne im Bemühen, die väterlichen Vorgaben noch zu übertrumpfen und den Vater damit zu beschämen, gefunden.

Wenn die Gehemmten zu den „Söldnern der Pandemie" werden können, dann sind die Erpressten die „Propagandisten der Pandemie", die Einpeitscher der Gefahr und die Ingenieure der Exekutive. So treibt eine unerlöste Verantwortungsangst die Blüten eines irrationalen Schutzes und absurder Maßnahmen.

7. *Vaterflucht* ist die Quelle der Entwicklungsangst. Das Fehlen väterlicher Anregung, Unterstützung, Förderung und Forderung lässt ein Kind in passive Enttäuschung verfallen. Passivität ist schließlich auch eine trotzige Verweigerung von Bemühungen und Anstrengungen, wenn der Vater diese weder bemerkt noch honoriert hat. Die Väter interessieren sich nicht wirklich für das Kind, sind mit sich und ihrer Arbeit beschäftigt, sie sind im permanenten Stress oder haben „größere" Aufgaben und Pflichten, als sich um Familie und das Kindeswohl zu kümmern. Eine offenbleibende Vatersehnsucht ist eine bittere seelische Wunde. Es verletzt, keine Aufmerksamkeit und Anerkennung für die wachsenden

und besonderen Fähigkeiten zu bekommen. Die Heranwachsenden werden auf notwendige Erfolgsbemühungen, Pflichten, besondere Anstrengungen nicht eingeübt und die betroffenen Kinder und Jugendlichen bleiben eher passiv, bequem, faul, mit einer Null-Bock-Lebenseinstellung. Sie erwarten ständig Fürsorge, da sie den Genuss selbst erreichter Erfolge nach mühevollem Einsatz der Kräfte nie erfahren haben. Häufig mangelt es auch an der Fähigkeit, das eigene Leben gut zu strukturieren, weil die väterlichen Funktionen: Zielvorstellung, Plan, Arbeitsschritte, Aufgaben, Pflichten gefehlt haben.

Bezogen auf die Pandemie bleiben die Vernachlässigten desinteressiert, sie informieren sich nicht und engagieren sich für nichts. Sie beziehen meistens gar keine Position – „ist mir doch alles scheißegal“ – und sind weder als Befürworter noch als Kritiker der Maßnahmen engagiert. Sie sind häufig allgemein unzufrieden, neigen zu dysphorischem Gemecker. Impfen lassen würden sie sich von sich aus eher nicht, aber wenn die Obrigkeit sie mit der nötigen „väterlichen“ Strenge dazu auffordert, lassen sie sich stechen, freilich eher aus Vatersehnsucht als mit Wissen, Sinn und Überzeugung. Sie sind von jeder Seite manipulierbar, wenn sie in eine „väterliche“ Struktur eingefangen werden können.

8. *Vatermissbrauch* ist die Quelle für Begrenzungsangst in der Folge von ständig drängendem väterlichem Anspruch. Der Missbrauch des Vaters besteht darin, dass er keine Begrenzung akzeptiert und sein Kind immer weiter antreibt, trimmt und fordert, so dass das Kind nie Ruhe und Entspannung findet, sondern

> fürchten muss, dass es zu begrenzt, zu schwach, zu unfähig ist, um die väterlichen Ansprüche zu erfüllen. Und dann, wenn bei großer Identifikation des Kindes mit dem väterlichen Ehrgeiz auch große Erfolge erreicht und gefeiert werden können, bleibt die Angst als unfassbare Begleitmusik, morgen schon könne man sich nicht mehr steigern, das Erreichte nicht halten und gegen Leistungskonkurrenten verlieren. Dann ist bereits der 2. Platz im Wettbewerb ein Versagen. Beim Erleben individueller Leistungsgrenzen wird die väterliche Enttäuschung, Abwertung oder sogar Bestrafung befürchtet. Die Überforderten können Erfolge nicht wirklich genießen und zur inneren Stabilisierung nutzen, weil sie praktisch erzwungen wurden und nicht der realen Fähigkeit und dem wirklichen Leistungsbedürfnis entsprechen. Der gute Vater lehrt dagegen die Normalität und Unvermeidbarkeit von Begrenzung.

Bezogen auf die Pandemie sind leistungsmissbrauchte Kinder meist mit großem Einsatz bereit, die staatlichen („väterlichen") Maßnahmen und Forderungen zu erfüllen mit der Tendenz, immer noch mehr machen zu wollen als gefordert ist. Ihre Begrenzungsangst verleitet sie zur Überforderung mit der Gefahr, bei eintretender Erschöpfung jene Menschen zu beschimpfen, die nicht so bemüht oder andersdenkend sind. Das ist der klassische Mechanismus der spaltenden Projektion: Du bist schuld, ihr seid schuld, dass ich oder wir trotz großer pflichtgetreuer Anstrengungen doch nicht erfolgreich geworden sind. Die ganze Absurdität einer „Pandemie der Ungeimpften", dass die Ungeimpften schuld seien am Fortdauern der Pandemie, an der Nichterfüllung politischer Versprechungen und den Fehlprognosen ausgewählter wissenschaftlicher Experten, findet in solcher projektiven Psychodynamik eine bittere Erklärung. Bei Schuldprojektionen dieser Art muss man leider feststellen, dass offenbar gut siebzig Jahre „demokratischer" Erziehung erfolglos geblieben sind, weil die innerseelischen Voraussetzungen für demokratisches Verhalten nicht verstanden und beachtet wurde.

Politik und Gesellschaft sind gegenwärtig in einer Kollusion kollektiver Angststörungen befangen. Das narzisstische Größenselbst der Menschen an der Macht führt angstgetriggert zu widersprüchlichen, absurden bis wahnhaften Maßnahmen und das narzisstische Defizit als Größenklein bei einer großen Zahl der Bevölkerung ermöglicht mit kritikarmer Anpassung und schweigsamem Gehorsam das kollusive Zusammenspiel. Es wird sich wohl jeder im Ensemble der Frühängste wiederfinden. Dass eine solche Panikdemie von (inter-)nationaler Tragweite – unabhängig von Vernunft, Bildung, Intelligenz und Status – um sich greift, also viral gehen kann, ist nur durch die pathologische Wirkung übermäßiger Ängste zu verstehen. Und Frühängste, die nicht mehr in sozialer Gemeinschaft und erfolgreicher gesellschaftlicher Mitgestaltung ausreichend gebunden werden, sind von ihrem traumatisierenden Charakter her sehr bedrohlich. Wenn die eben dargestellten, einzelnen und häufig auch vermischten Ängste im bisher falschen Leben einer narzisstischen Normopathie nicht mehr kompensiert werden können, sondern frei flottierend den Einzelnen und die Gesellschaft beherrschen, wird die Grenze der Rationalität überschritten und es beginnen Irritationen, Wahn und Gewalt zu herrschen als letzter Versuch, die eigene Not und die gesellschaftliche Fehlentwicklung im „Krieg" zu vertuschen.

Die Angst-(Un-)Logik

Es gibt einen Übergang von einer überwertigen Idee zu einer Wahnvorstellung. Es ist der Unterschied zwischen einer neurotisch-affektbesetzten, übermäßigen Überzeugung, die lebensgeschichtlich und persönlichkeitsstrukturell begründet ist und bei der noch eine kritische Einsicht möglich sein kann, und einer psychotischen Wahnidee, die sich jedem Zweifel, jeder kritischen Reflexion entzieht. Das war das Erste, was ich als junger Psychiater zu begreifen hatte, dass jede Diskussion über Wahninhalte völlig sinnlos ist. Für die psychiatrische Arbeit bleibt nur die Suche nach möglicher psychodynamischer Bedeutung eines Wahninhaltes, ohne dass es irgendeine Verständigung mit dem Wahnkranken darüber geben könnte.

Impfen erfüllt zurzeit die Kriterien einer überwertigen Idee, Corona-Angst ist zu einem kollektiven Wahn gewuchert. Gewiss sind das COVID-19-Virus, die Infektiosität und schwere bis tödliche Krankheitsverläufe real. Jedoch hat das allgemeine, überall lauernde Bedrohungsgefühl aus der Corona-Pandemie eine kollektiv-psychotische Erkrankungsangst hergestellt. Ich habe maskierte Menschen angstvoll oder empört beiseite springen sehen, wenn sie glaubten, es sei ihnen jemand zu nahe gekommen (auch mit Maske geschützt!), so als wenn ein Schizophrener vor halluzinierten Strahlen oder Giftwolken ausweichen wolle.

Die Masken sind sehr bald in das kollektive Wahngebäude eingebaut worden: Anfangs war eine Maske nur erforderlich, wenn kein Abstand eingehalten werden kann, es reichte zunächst irgendein Tuch, dann eine OP-Maske, dann die Staubschutz-FFP2-Maske, die mit Sicherheit schon nach 30 bis 60 Minuten schädliche Wirkungen hat. Die Angst-Unlogik in den Maskenverordnungen zeigt sich in folgenden Tatsachen: Es gibt keine gesicherte Evidenz über die Notwendigkeit einer permanenten Maskenpflicht; es gibt keine Klarheit über den sicheren Gebrauch der Maske, ihre Tragezeit und Entsorgung; notwendige Untersuchungen mit differenzierter Empfehlung und Warnung zu Schäden durch O_2-Mangel, CO_2-Übersättigung fehlen; über die besondere Infektionsgefahr durch eine feuchte Kammer hinter der Maske wurde nie wirksam aufgeklärt; dass die Maske eine verkörperte Angstsymbolik transportiert, die Menschen permanent verunsichert und vor allem bei Kindern als eine (lebens-)lange Traumatisierung bleiben wird, bleibt verleugnet.

Allein diese Ungereimtheiten, Unklarheiten, Widersprüche und Realitätsverzerrungen, die nicht offen diskutiert werden dürfen, verraten den Wahncharakter der Maskenpflicht, deren Unlogik eine unbeirrbare psychische Störung fixiert. Mit noch normaler Vernunft kann man eine Gesichtsmaske benutzen, um die soziale Umwelt zu schützen, wenn man mit Husten, Niesen bzw. eventuell infektiösen Atemtröpfchen symptomatisch erkrankt ist oder eine sinnvolle Quarantäne kurzfristig aufgeben muss: „Ich bin potentiell infektiös und schütze andere vor mir!" So weit, so gut. Dann wurde daraus eine überwertige Idee, dass man sich immer und überall schützen müsse, da es auch möglich sei, sich bei asymptomatisch Kranken anzustecken. Die reale Erkrankungsgefahr wurde zu einer Angst-Phantasie transformiert, verbunden mit dem Irrwitz, dass positive Testergebnisse mit Infektiosität und Erkrankung gleichzusetzen wären. Das war der Beginn einer paranoischen Unlogik, dass Menschen, die überzeugt waren, sich und andere durch eine

Mund-Nasen-Maske zu schützen, begannen, Unmaskierte zu verdächtigen, zu meiden, zu denunzieren und zu beschimpfen. Im rationalen Denken wäre es noch logisch, die armen Ungeschützten zu bedauern, die ihre Gesundheit derart gefährden, und ihnen einen Selbstschutz ans Herz zu legen. Aber nein: „Ich fühle mich durch dich bedroht, weil du dich nicht schützen willst!" Eine Parodie darauf wird mir gerade im Internet zugespielt. Zu einem Schwimmer: „Zieh eine Schwimmweste an, damit die anderen nicht ertrinken!" Das lässt sich zu nahezu unerträglicher Satire steigern: „Soeben ertrank ein Mensch ohne Schwimmweste bei einem Autounfall! – Aber es war doch ein Unfall, wieso ‚ertrunken'? – Im Auto wurde eine Flasche Wasser gefunden!" Was in der Satire blöder Witz ist, ist in der Gesellschaft wahnhafte Realität. Das kenne ich aus der schwarzen Pädagogik. Mutter: „Mir ist so kalt, zieh dich bitte warm an!" Oder: „Ich habe so 'nen Durst, du musst was trinken!" Aus dem partnerschaftlichen „Ich liebe dich, deshalb schütz dich bitte!" wird im Liebeswahn: „Ich liebe dich, deshalb schütz mich bitte!"

Eine solche Angst-(Un-)Logik findet im Impfen zurzeit ihren Höhepunkt. Mit einer relativen Berechtigung konnte man hoffen – so war es jedenfalls wiederholt propagiert –, dass eine COVID-19-Impfung vor Erkrankung schützt und die Pandemie beendet. Bei chronifizierter Panik kann man verstehen, dass kritische Bedenken zurückstehen können, weil die Angst über die Vernunft dominiert. Aber mittlerweile weiß man, dass Impfen weder vor Infektiosität noch Erkrankung noch Tod durch SARS-CoV-2 sicher schützt und dass die Verhältnismäßigkeit zwischen Nutzen und Risiko einer Impfung ernsthaft geprüft werden muss. Doch der Wahn setzt sich fort, wenn die im besten Glauben Geimpften – also die sich Schützenden – angstvoll den Kontakt mit Ungeimpften ablehnen. Logisch wäre, Sinn und Wert dieses Gen-Experiments kritisch zu hinterfragen. Stattdessen regiert wahnhafte Abwehr: „Weil du ungeimpft bist, bin ich nicht geschützt!" Logisch wäre, sich als Geimpfter als mögliche Infektionsquelle zu verstehen, die höheres Misstrauen verdient als ein gesunder Ungeimpfter, weil eine Infektion bei einem Geimpften möglicherweise später erkannt wird. Logisch wäre, die drängende medizinische Frage zu klären, wie die Impfung in einer Pandemie mögliche Virus-Mutationen fördert. Unlogisch-wahnhaft ist, von einer „Pandemie der Ungeimpften" zu sprechen. Und die psychopathologische Gefahr eines solchen Wahns gipfelt in Einstellungen wie: „Bei Ungeimpften kaufen wir nicht!" „Ungeimpfte laden wir nicht ein!" „Mit Ungeimpften arbeite ich nicht!" Forderungen kursieren, wonach Ungeimpfte bei Corona-Erkrankung nicht mehr medizinisch behandelt werden oder als Versicherte alles selbst bezahlen sollten. 2G schließt Ungeimpfte zudem von der sozialen Teilhabe aus.

Man möchte aus einem bösen Traum erwachen: Knapp achtzig Jahre „Nie wieder!", engagierter Kampf gegen Rassismus und für den Schutz von Minderheiten – alles umsonst, sinnlos, das kann nicht sein! Doch es gibt kein erleichtertes Erwachen, es ist bitterster Ernst: Es herrscht ein neuer kollektiver Wahn, wurzelnd in massenhaften frühen Selbstentfremdungen, die nie verstanden und verarbeitet wurden. Eher im Gegenteil. Aus autoritärer Erziehung, aus schwarzer Pädagogik sind „antiautoritäre" Manipulationen erwachsen, die die Traumatisierung nur bunt verpacken und Bindungsstörungen und Beziehungsdefizite hinterlassen: statt Prügel die ideologische Manipulation, statt Zwang ein durch Geld und Moralisierung erkämpfter Gleichschritt. Es bleibt eine nur schöne Illusion, durch äußere Liberalisierung das „Böse“ vertreiben zu wollen. Das Böse ist immer ein Symptom psychosozialer Verstörung und es erwächst aus der Selbstentfremdung. Jede Form der Frühtraumatisierung schafft Ängste, die die Logik und Vernunft einschränken bis verwirren und damit eine wesentliche Grundlage für jede Art der Verführung schaffen: Dann kann Lob genauso wie Strafe manipulieren und die Macht des Geldes ersetzt die Prügel. Am schlimmsten sind eine geheuchelte Fürsorge und proklamierte Liebe („Impfen ist Liebe“), die als Instrumente der Manipulation eingesetzt werden, um über selbstunsichere Menschen zu herrschen. Die Propaganda, es gehe nur um Gesundheitsschutz und Nächstenliebe, bedient die angstgetriggerte Unlogik frühester Selbst-Verstörung.

Es ist verständlich und sinnvoll, sich vor möglichen Gefahren schützen zu wollen. Dazu gehört aber immer, über das eigene Sicherheitsbedürfnis – ob angemessen oder aus Frühtraumatisierung angstgetriggert – zu reflektieren und damit zwischen realer Gefahr und Propaganda differenzieren zu lernen.

Die Angst-Falle

Wir wissen, dass Angst eine lebensrettende Schutzfunktion hat. Wie gesagt: bei Gefahr angreifen oder fliehen. Sobald wir eine Gefahr wahrnehmen oder auch nur phantasieren, werden hirnphysiologisch Stress-Hormone (Adrenalin, Noradrenalin, Cortisol) ausgeschüttet, so dass wir auf Kampf oder Flucht körperlich und psychisch optimal vorbereitet werden: Das Herz schlägt schneller, der Blutdruck steigt, die Muskulatur wird stärker durchblutet, die Schmerzempfindlichkeit wird verringert und unsere Aufmerksamkeit auf die Gefahr fokussiert. Wir erreichen dadurch eine besondere körperliche Leistungsfähigkeit. Zugleich wird aber auch die Sinneswahrnehmung eingeschränkt, nur auf die Gefahr orientiert, und das rationale Denken wird gelähmt zugunsten der emotionalen Reaktion. Das kennt fast jeder, dass man in einem heftigen Streit Dinge sagt und tut, die unter ruhigen Umständen undenkbar wären. Wenn aber der körperliche Einsatz nicht möglich ist und die bereitgestellte Leistungsfähigkeit nicht abgerufen werden kann, wird der Mensch zu einer Art Druckkessel, in dem die zum Gefahrenschutz bereitgestellte Energie sich nun in Anspannungsbeschwerden in der Muskulatur (Muskelschmerz, Muskelkrampf, Muskellähmung), im Herz-Kreislauf-System (Herzdruck, Herzstolpern, Herzinfarkt, Ohnmacht), im Magen-Darm- und Urogenitalsystem (Übelkeit, Erbrechen, Magendruck, Durchfall oder Einnässen) quasi ersatzweise in einer sinnbefreiten Energieabfuhr entlädt. Die gefahrorientierte Einengung der Wahrnehmung und des Denkens wiederum trägt dazu bei, erheblich an sozialer Kompetenz einzubüßen: Man hört nicht mehr richtig hin, sieht wie mit Scheuklappen, verliert an differenzierter Sprache, bleibt gereizt und unzufrieden, streitbar, ist wenig kreativ und verliert vor allem an Empathie, Geduld und Hilfsbereitschaft. Ein andauernder Angst-Stress-Zustand macht Menschen regelrecht giftig, bissig, böse und feindselig.

Die Coronapolitik hat mit ihrer Panikmache mehr als zwei Jahre die Menschen in einen chronischen Angst-Stress-Zustand versetzt, der mir die Enthumanisierung der sozialen Verhältnisse erklärt. Es dominieren Schuldvorwürfe, feindselige Spaltungen in fast jeder Familie, im Freundes- und Kollegenkreis, hassvoller Streit oder ein fast vollständiger Verlust an Verständigung. Menschen denunzieren und diffamieren andere Menschen. Die Angstpolitik hat die Menschen in eine soziale Sackgasse geführt, in der die Angst weder körperlich noch psychisch abgebaut werden kann. Selbst Demonstrationen – bewegter Protest – werden verboten und der freie Meinungsaustausch mit zivilisierter Entäußerung von Angst, Ohnmacht, Ärger, Wut, Unsicherheit wird durch Kontaktverbote und Abwertung kritischer Meinungen verhindert.

Im Käfig wird jedes Tier wild und der Mensch wird böse.

Da eine Mehrheit der Coronapolitik vertraut, sie alle einengenden Verordnungen mehr oder weniger akzeptiert hat und mittlerweile sehen können müsste, dass die Rettungsverheißungen sich als Irrtum erwiesen haben, müssten normalerweise die Ver-Führer zur Verantwortung gezogen werden. Auch die eigene Vertrauensseligkeit müsste doch beschämt als Naivität erkannt werden. Aber die Angstlähmung lässt einen solchen ehrlichen und mutigen Erkenntnisprozess nicht zu. Die reaktivierten Ängste aus Frühtraumatisierung, die als Erfahrung von Bedrohung, Besetzung, Unsicherheit, Abhängigkeit und Hemmung das Denken vernebeln und das zielgerichtete

Handeln verhindern, machen eine schmerzliche Selbsterkenntnis unmöglich und hemmen einen angemessenen politischen Protest. Der Mensch sitzt in der Angst-Falle. Ein realitätsgerechtes Erkennen und Handeln wird durch die Gefühls- und Angstlast aus der frühen Lebensgeschichte verhindert. So bleibt als Ausweg nur, allen Frust gegen sich selbst zu richten, dadurch Beschwerden zu entwickeln und zu erkranken, oder sich einem Feindbilddenken und einer Sündenbockjagd anzuschließen.

Die Angst-Falle besteht darin, dass man die Realität nicht mehr wahrnehmen möchte, nicht wahrnehmen kann oder nicht wahrnehmen darf. Bei wem frühe Bedrohungs- oder Besetzungsangst aktiviert ist, der wird sich aus Selbstschutz weigern, eine Bedrohung durch eine Gesellschaftskrise oder politisches Versagen oder gar bedrohliche Pläne für einen „Great Reset" wahrzunehmen. Bei wem Unsicherheit und Abhängigkeit aktiviert sind, der kann keinen Zweifel an allen Corona-Maßnahmen und der Impfkampagne aufkommen lassen und bei wem Hemmung, Einschüchterung, Bestrafungserfahrungen aktiviert sind, der wird Fehlentscheidungen, Lug und Betrug nicht zu erkennen wagen. Bei jetzt zweijähriger Labilisierung der Menschen aktivieren alle äußeren Veränderungen zunehmend die bis dahin oft mühsam, unter freien demokratischen Verhältnissen aber durchaus erfolgreich kompensierten Verunsicherungen und Ängste.

Da angstgetriggerte Menschen zu einem gerechtfertigten Widerstand und zu schmerzlicher Selbsterkenntnis kaum in der Lage sind, wird der nicht erlöste Angst-Stress in Hass, Hetze, Feinseligkeit bis Gewalt und in Verfolgung von Andersdenkenden verwandelt. Das hilft der körperlichen und seelischen Spannungsabfuhr, nur leider mit verwirrter Begründung am falschen Objekt.

Aktuell sind die Ungeimpften die projektiven Opfer. Bei dem Hass gegen sie, dem sozialen Ausschluss und der verfassungswidrigen Drohung von Zwangsimpfung gewinne ich den schrecklichen Eindruck, die aktiven Verfolger und Täter haben nie wirklich verstanden, wo Rassismus, Apartheid oder Verfolgung anfangen. Und wer jetzt ganz empört einwenden will, dass solche Vergleiche nicht statthaft seien, dem kann ich nur sagen: Erst wenn solche Vergleiche verstanden werden, erst dann entstünde eine echte Chance, dass die furchtbare Verfolgung anderer Menschen, ihre Herabwürdigung und Ausgrenzung sich nicht mehr wiederholen müssten. Wir sollten nicht immer nur auf den Überbau blicken und Vergleiche damit abwehren, dass doch ein großer Unterschied zwischen den politischen Verhältnisse von einst und jetzt bestehe und gegenwärtig auch kein Ausmaß von Verbrechen wie in braunen und roten Diktaturen zu erkennen sei. Es ist der psychodynamische Unterbau, es sind die psychosozialen Bedingungen, die Menschen erst zu Verbrechern, Mitläufern und Helfershelfern machen. Der Kampf gegen Extremismus kann nur erfolgreich sein, wenn die psychosozialen Entwicklungsbedingungen von Menschen in der frühen Kindheit verbessert werden.

Wie angstvoll müssen Menschen sich in einer Sackgasse gefangen fühlen und regelrecht um sich beißen, wenn sie jetzt bemüht sind, den Ungeimpften alle Schuld zu geben. Da erlebt man die Wahrnehmungsverzerrung und das eingeschränkte Denken im Angstkomplex auf erschreckende Weise. Dabei wird völlig ausgeblendet, dass die Impfungen nicht ausreichend sicher und erfolgreich sind, dass die wachsenden Zahlen an „Neuinfektionen“ und die Belegung der Intensivbetten zunehmend durch Geimpfte verursacht werden, dass Geimpfte noch mehr in Gefahr sind, Infektionen weiterzugeben als gesunde Ungeimpfte.

Im Corona-Wahn werden nicht nur die Realitäten von Infektiosität, Erkrankung und Impfschutz verfälscht, sondern alle schwerwiegenden Krisen dieser Welt, die finanziellen und ökonomischen ernsten Probleme, ungelöste Fragen des Umweltschutzes, des Umgangs mit Klimaveränderungen, der Energie- und Wasserversorgung und der Armut und Migrationsproblematik werden so verdrängt, als wäre alles zu retten, wenn nur alle geimpft wären. Es gibt schwerwiegende politische Fehler, ein mediales Versagen, eine absurde Gesundheitspolitik mit Bettenabbau, es dominieren einseitige wissenschaftliche Behauptungen, der Meinungspluralismus hat schwer gelitten, die öffentlich-rechtlichen Sendeanstalten sind zu Tendenzbetrieben geworden, die Wirtschaft zerfällt in wenige riesige Krisengewinnler und eine Vielzahl mittlerer und kleiner Verlierer, doch an einen Generalstreik der zu Recht um ihre Zukunft bangenden Arbeitnehmer ist nicht einmal zu denken. Angst frisst Demokratie. Wir müssen falsche bis verlogene Verheißungen zu den Wirkungen, den Vor- und Nachteilen der mRNA-Impfungen schlucken und die Ungeimpften sollen sich zwangsimpfen lassen oder andernfalls ihre Weigerung mit Arbeitsplatzverlust, Ausgrenzung, Rechtlosigkeit büßen? Angst zerstört Humanität!

Das halte ich alles für so verstört und krank, dass ich es nur noch in psychiatrischen Begrifflichkeiten erfassen und verstehen kann.

Wie oft hat Deutschland schon eine solche projektive Verfolgung von Sündenböcken erlebt und überhaupt nichts daraus gelernt! Der Angstkomplex verhindert Erkenntnis.

Wäre es anders, müssten Politiker zugeben, falsche Entscheidungen getroffen zu haben, Journalisten würden ihre Abhängigkeit von der Macht und ihre Korruptionsanfälligkeit erkennen, Wissenschaftler ihren falschen narzisstischen Ehrgeiz erfassen. Vor allem müssten die Millionen Geimpften ihr naives Vertrauen als bitteren Irrtum bekennen. Da jedoch zwischen ihnen und der Wahrheit der Angstkomplex steht, sind die Chancen auf befreiende Einsicht sehr gering. Darin besteht die Angst-Falle. So haben rationale Erkenntnisse keine Chance zur Geltung zu kommen, weil zugleich die angstgetriggerten Motive erkannt werden müssten und das hieße ja nichts Geringeres, als dass die Frühtraumatisierung mit den Selbstentfremdungen therapeutisch verarbeitet werden müsste. Deshalb ist der Angstkomplex verantwortlich für die Hoffnung auf einen „Endsieg" – und sei es diesmal bloß der Sieg über ein Virus. Wir sind in das Impf- und Booster-Zeitalter eingetreten, in dem alle Ängste in einer einzigen Fixierung aufgesaugt werden sollen.

Dabei, die Angst-Falle nicht erkennen zu wollen, kommt der Impfung eine besonders nachhaltige Abwehrfunktion zu. Eine Impfung kann ja nicht rückgängig gemacht werden. Man möchte sich nicht mit der Vorstellung belasten, dass man sich womöglich etwas Schädigendes einverleibt hat. Und so verstehe ich auch den Druck auf Ungeimpfte, die auf keinen Fall besser, klüger, gesünder durch die Gesellschaftskrise und den Corona-Wahn kommen sollen. Die Impfung vollendet eine gesellschaftliche Spaltung, denn von Geimpften ist wenig Solidarität mit Ungeimpften zu erwarten, vor allem, weil die Impf-Entscheidung sehr häufig angstgetriggert, unter Druck und nicht vernunftgesteuert getroffen worden ist.

Realität und Wahn

In einer Angstgesellschaft werden Realitäten gern verzerrt und geleugnet und durch eine Privatlogik ersetzt, die oft zu einer wahnhaften Fixierung führt und nicht mehr diskutiert werden kann. Ich glaube, das kennt jeder: die Ohnmacht in einem Gespräch, wenn andere durch kein Argument mehr erreichbar sind. Vor allem, wenn es sich um Wahrheiten handelt, die bei einem Menschen die bisherige Kompensation der Selbstentfremdung infrage stellen, werden häufig Kommunikation und Reflexion verweigert. Werden solche verdrängten Wahrheiten wiederbelebt, droht eine massive Erschütterung des falschen Selbstbildes mit Aktivierung des Gefühlsstaus aus der erlittenen Frühtraumatisierung. Das bedeutet in aller Regel eine schwere seelische Verwirrung, die als Krankheit (Angststörung, Depression, Zwangsstörung, vielfache Psychosomatik) eine Stabilisierung sucht oder in sozialen Konflikten bis zur Anwendung von Gewalt eine Abfuhr findet. Das ist ein zentraler Grund, weshalb viele Menschen immer gegen bestimmte Wahrheiten sind und Realitäten nicht mehr zur Kenntnis nehmen wollen (können). Sie sind dann bemüht, alle Kontakte und Informationen zu vermeiden, die ihr abgewehrtes, kränkendes, schmerzvolles Erleben in der seelischen (verdrängten) Tiefe wieder aktivieren könnten. Wahrheit macht dann Angst und man muss sich nicht wundern, dass durch keine Logik, keine Beweise je eine veränderte Einsicht erreicht werden kann.

Dieser seelische Schutzmechanismus erklärt, weshalb jeder Mensch immer nur das sieht und hört, was seine Abwehr stärkt und nicht infrage stellt. Und natürlich werden die politische Einstellung, moralische Positionen und selbst wissenschaftliche Belege immer in den Dienst der Abwehr gestellt. Die geistige Freiheit des Menschen endet an der Abwehrpflicht gegen frühe Selbstverletzung. Der Selbstentfremdete kämpft dann wie um sein Leben, um seine haltgebende Privatlogik zu verteidigen. In der seelischen Tiefe ist es auch wie ein Kampf um Leben und Tod, wenn man als kleines Kind keinerlei Chance hatte, das Eigene bestätigt zu bekommen, damit nicht lernen konnte, selbst zu leben, sondern nur in der Anpassung überleben konnte, in der Unterwerfung unter die Forderungen der Macht (Eltern, Erzieher, Lehrer als Vermittler der gesellschaftlichen Verhältnisse).

In der Rezeption der Corona-Problematik fällt auf, dass sich in zunehmendem Maße eine Spaltung von Rationalem und Irrationalem, von Realitäten und ihrer Leugnung, von Wahrheit und Wahn entwickelt hat. Die gesellschaftliche Krise im Allgemeinen und die Corona-Panikdemie im Besonderen haben offenbar bei einer Mehrheit der Bevölkerung den kompensatorischen Abwehrschutz gegen das eigene, falsche Leben so labilisiert, dass eine Rettung der seelischen Verwirrung nur noch in einer extremistischen Realitätsverzerrung gefunden wird – die eigene Angstabwehr muss bis in den Wahn verteidigt und jede kritische Stimme weggeblendet oder stummgeschaltet werden. Das ist unsere Gegenwart.

Übertrieben sei das? Wie man's nimmt. Ich stelle in diesem Zusammenhang einmal einige Indizien für die Spaltung von Realität und Wahn in der Coronapolitik und ihrer Rezeption gegenüber. Dabei ist mit „Realität“ das rationale Bemühen gemeint, mit demokratischen Spielregeln schwierige und komplexe Sachverhalte möglichst unverzerrt abzubilden und zu analysieren. „Wahn“ hingegen meint die politisch-gesellschaftliche Abwehr der Realität und die Verhinderung der Analyse und Deutung des Geschehens aus individueller Entfremdung und gesellschaftlicher Normopathie.

Realität	**Wahn**
• Es wird ein neues Corona-Virus entdeckt, an dem man sich infizieren kann und leicht bis schwer und tödlich erkranken kann.	• Es handelt sich um ein „Killervirus“, an dem Millionen sterben werden.
• Das deutsche Gesundheitswesen ist gut aufgestellt und angemessene Vorbereitungen auf eine Pandemie könnten getroffen werden.	• Das deutsche Gesundheitswesen ist überfordert. Es droht eine Triage. Krankenhäuser werden geschlossen, Intensivbetten werden in Größenordnungen abgebaut.
• Hygienische Schutzmaßnahmen sind sinnvoll. Durch Information und Aufklärung kann die Selbstverantwortung des Menschen gestärkt werden.	• Die (unreifen, abhängigen) Menschen werden durch Social Distancing, Maskenzwang, Kontaktverbote, Lockdown zu einem Schutzverhalten gezwungen.
• Alle politischen Maßnahmen und Anordnungen müssen umfassend in ihrer Verhältnismäßigkeit geprüft werden.	• Die Analyse der Verhältnismäßigkeit wird versäumt, verleugnet, verhindert.
• Eine Virus-Erkrankung kann nur durch klinische Diagnostik bestätigt werden.	• Eine Virus-Erkrankung wird durch falsche und fehlerhafte Testdiagnostik behauptet.
• Corona-Tote können nur durch eindeutige Diagnostik, namentlich durch Obduktion festgestellt und gezählt werden.	• Die Klassifikation „an und mit COVID-19 verstorben“ verfälscht Sterbezahlen. So entstehen ungeklärte, behauptete und gefälschte Corona-Tote. Obduktionen werden aktiv verhindert.

Realität	Wahn
• Ein wissenschaftlicher Diskurs über Infektiosität, Erkrankungsgefahr, Erkrankungsschwere, Sterbegefahr und Behandlungschancen muss breit geführt werden.	• Ein wissenschaftlicher Diskurs wird vermieden und aktiv verhindert. Von der Regierungsmeinung abweichende wissenschaftliche Erkenntnisse werden verleugnet bis offen diffamiert. Protest wird aufs Peinlichste diffamiert (Rechtsextreme, Reichsbürger, Antisemiten, Esoteriker, Verschwörungstheoretiker, Covidioten usw.).
• Protest und kritische Fragen zu unklaren, widersprüchlichen Entscheidungen und unverhältnismäßige Maßnahmen sind selbstverständlich.	• Kritiker werden sozial ausgegrenzt, erfahren berufliche Nachteile.
• Die Medien wägen das Für und Wider aller Positionen und Maßnahmen ab. Investigativer Journalismus deckt Lügen, statistische Fehler in den amtlichen Informationen auf.	• Es herrscht ein Propaganda-Journalismus zur Verschleierung politischer Fehler und gesellschaftlicher Fehlentwicklungen.
• In selbstverständlicher Meinungsfreiheit können alle Positionen offen geäußert und diskutiert werden.	• Es entwickelt sich eine Mainstream-Berichterstattung mit erheblicher Einengung der Meinungsfreiheit, eine angstvolle Zurückhaltung der eigenen Meinung und eine tausendfache Löschung kritischer Positionen im Internet.
• Entwicklung „normaler", erprobter Impfstoffe.	• Verhinderung der Entwicklung bewährter Impfstofftechnologien, stattdessen Entwicklung gentechnischer Präparate mit ungenügendem Wissen zur Wirkung, Verleugnung von Nebenwirkungen, Komplikationen, Todesfällen und Spätfolgen.

Realität	Wahn
• Entwicklung von Medikamenten und Behandlungsstrategien ohne Impfung.	• Diffamierung von Medikamenten (z.B. Ivermectin und Hydroxychloroquin), für die in mehrfachen Studien eine hilfreiche Schutzwirkung nachgewiesen werden konnte. Impfung als wesentliche Behandlungsstrategie.
• Impfung in entsprechender medizinischer Verantwortung.	• Verantwortungsloses Impfen im Sinne einer „Impfung to go“, Impfen für Prämien (angefangen von Bratwürsten, Gutscheinen für McDonald's und Rabatten bis zu Geldzuwendungen).
• Freie Impfentscheidung nach ausführlicher Beratung und umfassender Information.	• Impfdruck, Impfzwang, Impfpflicht ohne ausreichende Sorgfalt ggü. Information, Aufklärung und Beratung.
• Sammlung, Veröffentlichung und Diskussion zu Impfnebenwirkungen, Komplikationen und Sterbefällen.	• Vermeiden und Verhindern der Information und Diskussion der Gefahren und Folgen der Impfung.
• Kinderimpfung als schwere Bedrohung des Kindeswohles.	• Propagandistische Empfehlung der Kinderimpfung ohne hinreichende medizinische Begründung mit völlig unklaren Folgen.
• Erkenntnis, dass Geimpfte nicht immun sind, sondern infektiös sein können, an COVID-19 erkranken und sterben können.	• Verweigerung der Diskussion, Bagatellisierung der Gefahren, die von Geimpften ausgehen können. Verleugnung einer solchen Gefahr. Propagandistischer Feldzug gegen Gesunde („Pandemie der Ungeimpften“).
• Erwägen, inwieweit die Impfung während einer Pandemie Virus-Mutationen befördert. Untersuchung, ob Omikron, Deltakron usw. durch Impfung hervorgerufene Mutationen sind.	• Verleugnung einer solchen Möglichkeit.

Die Massenpsychose der Corona-Pandemie

Ich bin in der letzten Zeit wiederholt gefragt worden, ob bezogen auf Corona eine Massenpsychose vorliege. Eine Psychose ist eine wirklich schwere psychische Erkrankung und es fällt mir als Psychiater nicht leicht, eine solche Diagnose zu stellen. Der Krankheitsbegriff „Psychose" beschreibt einen Symptomenkomplex aus multifaktoriellen Ursachen. Da spielen genetische, hirnorganische, psychische und soziale Faktoren mit entsprechend unterschiedlicher Krankheitsbedeutung und Behandlungsstrategie eine Rolle. Die wesentlichen Krankheitssymptome sind Halluzinationen, Wahnvorstellungen, Realitätsverlust, affektive Störungen und Ich-Erlebnisstörungen – das sind Störungen der Abgrenzung der eigenen Identität von der Umwelt, z. B. Fremdbeeinflussungserleben und Depersonalisation.

Mehrere dieser Symptome treffen zurzeit tatsächlich auf viele Menschen zu. Als affektive Störung dominiert vor allem ein Angstkomplex – wobei die Realangst vor Infektion, Erkrankung und Tod durch permanente politisch-mediale Manipulation auf die Pandemie fokussiert wird. Damit wird auch von berechtigten, individuellen, situativen und zukunftsbezogenen Lebensängsten abgelenkt. Psychodynamisch gesehen ist das wie ein Druckkessel, in dem alle Ängste nur auf ein Virus projiziert werden und damit die differenzierte Erkenntnis und Verarbeitung der verschiedenen Ängste verhindert wird. Der angstvolle Mensch wird dadurch wie zum Kaninchen, das vor der Schlange in Todesangst erstarrt und seine Handlungsfähigkeit verliert. In so einer Situation kann der ehemalige Gesundheitsminister Jens Spahn ungestraft sagen: „Wahrscheinlich wird am Ende dieses Winters jeder geimpft, genesen oder gestorben sein" („ZDF heute" vom 22.11.2021). Eine derartige Aussage treibt den Angst-Affekt so in die Enge, dass daraus eine Abwehr der berechtigten Ängste durch Wahn verständlich wird: entweder durch Bedrohungswahn – imaginiert wird eine Lebensgefahr, der man nicht entkommen kann – oder als Rettungswahn durch Impfen. Beides sind wirklich wahnhafte Illusionen, weil die eigentliche Bedrohung in der Gesellschaftskrise – völlig unabhängig vom Virus – und in den nicht mehr kompensierten und kontrollierten individuellen Ängsten aus Frühtraumatisierung liegt.

Damit bekommt eine Realitätsverzerrung bis zum Realitätsverlust eine massenwirksame Bedeutung: Es geht seit circa zwei Jahren in den Medien tagtäglich um Corona, um Schutzmaßnahmen, Masken, Impfstoffe, Impfdosen, Impfpflicht usw. – ohne klärende Diskussion und so fokussiert, als wenn alle persönlichen, sozialen und gesellschaftlichen Probleme keine reale Bedeutung mehr hätten. Ein Realitätsverlust par excellence. Ständig übertrieben-bedrohliche Informationen, strenge, mit Strafe bedrohte Schutzmaßnahmen, die Selbst- und Fremdsuggestion einer Gefahr durch Maskenzwang und widersprüchliche, unklare, unbegründete, unlogische und verwirrende Maßnahmen und Aussagen machen Menschen nahezu „verrückt"! Und um im seelischen Chaos noch Halt finden zu können, wird das Denken auf *eine* Gefahr und *eine* Rettungsoption eingeengt. Damit werden Virus und Impfen für viele zur überwertigen Idee oder zum nicht mehr diskutierbaren, wahnhaften Inhalt. Besonders psychotisierend ist die Annahme, dass jeder Nächste ein Bedroher und Gefährder sein könne, wodurch das soziale

Zusammenleben wahnhaft belastet wird und eine gesicherte Abgrenzung von Ich und Umwelt nicht mehr erlebt werden kann. Dann setzen sich auch massenpsychologische Mechanismen durch. Das eigene, angstbesetzte Denken sucht Orientierung und Rettung in dem, was alle machen oder was die Mehrheit macht, was angeordnet oder befohlen wird. Einem solchen Gruppendruck kann sich kaum einer entziehen. Wie wir aus deutscher Geschichte wissen, sind bei geschürter Bedrohung und großer Angst die Massen bedenkenlos in der Lage, selbst Verbrechen zu akzeptieren oder aktiv mit auszugestalten.

Dem Realitätsverlust im Pandemie-Wahn fallen zahlreiche klärende Fragen zum Opfer. Wie gefährlich ist eine COVID-19-Erkrankung wirklich, welche Schutzmaßnahmen sind sinnvoll, wie schwerwiegend – seelisch, sozial, wirtschaftlich – sind die Folgen der Anti-Corona-Verordnungen? Eröffnet das Impfen wirklich Chancen, was für Komplikationen sind aufgetreten, was ist mit den tödlichen Folgen des Impfens? Mit der Verweigerung realitätsgerechter Diskussionen werden höchste Demokratiewerte – Grundrechte – aufgegeben. Ohne klärende Untersuchungen wird ein kollektiver Wahn gezüchtet und die Massenpsychose verhindert die Suche nach realitätsgerechten Wahrheiten. Vom wahnhaften Narrativ abweichende Erkenntnisse würden die Eliten Macht und Amt kosten und den Massen die ungeschützte Konfrontation mit der jeweiligen Frühtraumatisierung bescheren. So sind Führer und Geführte mehr oder weniger bemüht, mit allen möglichen Mitteln den Wahn schützend zu bewahren.

Die destruktiven gesellschaftlichen Folgen des angstgetriggerten Wahnes werden zurzeit besonders in der sozialen Ausgrenzung von Ungeimpften, in einer antihumanen 2G-Regel, unerträgliche Realität. In Gelsenkirchen machte sich ein Antiquitätenhändler im November 2021 die politische Vorgabe zu eigen und brachte sie auch sprachlich auf den Punkt: „Ungeimpfte unerwünscht“ schrieb er auf die Schaufensterscheiben seines Geschäfts. In Heringsdorf auf Usedom sprühten unbekannt gebliebene Täter im Dezember 2021 die Worte „Kauft nicht bei Ungeimpften“ auf die Schaufensterscheiben eines Ladenbesitzers, der für seine impfkritische Haltung bekannt war. Beide Taten lösten Empörung unter geschichtsbewussten Bürgern aus, eine Abscheu, die sich allerdings leider nicht auch auf den administrativen Ungeist der 2G-Regel erstreckte. Dass in Deutschland mit seiner Vergangenheit überhaupt nur der Gedanke aufkommen kann, Ungeimpfte vom sozialen Leben auszuschließen, zu bedrohen und zu diffamieren, ist für mich so ungeheuerlich, dass ich mich in meine psychiatrische Erfahrung flüchten muss, eben erneut eine kollektive Wahnstörung zu diagnostizieren, für deren forensische Beurteilung allerdings eine Exkulpation ausgeschlossen werden muss. Allein das Wissen um deutsche Geschichte verbietet die Annahme einer Schuldmilderung oder gar Schuldunfähigkeit einer solch inhumanen Diskriminierung. Da wir nicht von einem Killervirus bedroht sind, da eine eventuell begrenzte medizinische Kapazität vor allem durch Bettenreduzierung und Pflegenotstand ökonomisch-politisch zu verantworten ist, da das Impferfolgsversprechen nicht bestätigt werden kann, da auch Geimpfte weiterhin infektiös sein und erkranken können – da dies so ist und es inzwischen jeder wissen kann, ja wissen muss, als informative Holschuld, entfallen alle Entschuldigungen. Dies macht eine 2G-Regel unter Ausschluss von Getesteten und Ungeimpften zum Ausfluss einer hochabnormen sozialen Destruktivität.

Ich erinnere die Antworten der Eltern-Generation in den 50er Jahren betreffs der Judenverfolgung: „Wir wussten es doch nicht", „Wir konnten es nicht glauben!", „Was hätten wir denn machen können?" und die gegenwärtige Apartheid mahnt dieses Versagen der Zivilbevölkerung an. Wenn ein solcher Vergleich als „unerlaubt" oder als Bagatellisierung der damaligen Verbrechen abgewiesen wird, zeugt das nur von der Unkenntnis psychodynamischer Grundlagen des menschlichen Verhaltens und von einer gesellschaftlichen Normopathie. Eine solche Unkenntnis ist keine Frage von Bildung und Intelligenz, sondern Symptom einer Erkenntnisstörung, die vor den selbst erlebten, frühen seelischen Verletzungen, an die man nicht mehr erinnert werden möchte, schützt. Die Verleugnung der eigenen bitteren Realität zwingt praktisch in eine gegenwärtige Realitätsverleugnung.

Ich fasse die Psychodynamik einer Massenpsychose zusammen:

- Die Grundlage ist eine massenhafte Frühtraumatisierung in der Kindheit,
- die damit verursachte Selbstentfremdung ist immer mit einem Gefühlsstau verbunden,
- um mit Selbstentfremdung überleben zu können, erfolgt eine Anpassung an geltende Normen und Werte und damit die Mitausgestaltung einer gesellschaftlichen Normopathie,
- in der Krise einer Normopathie geht der Erfolg aller bisherigen Kompensationen verloren,
- eine frühe Panik wird wieder aktiviert und der nicht mehr gebundene Gefühlsstau will sich abreagieren und dafür werden Schuldige gebraucht und Feindbilder aufgebaut,

- in einer umfassenden Krise entwickelt sich diese irrationale projektive Abwehr zu einem individuellen oder kollektiven Wahn.

Die Psychiatrie bietet für den Einzelnen wenigstens eine medikamentöse Hilfe gegen die wahnhafte Abwehr unerträglicher seelischer Realitäten. Doch wie ist ein wahnhaft-kollektiver Mob zu beherrschen? Wenn demokratische Regularien durch politisches Versagen aufgegeben werden, droht unweigerlich die „Rettung“ durch eine Diktatur mit polizeilicher und militärischer Beherrschung eines sozialen Chaos aus reaktivierten Frühstörungen. Auch die Psychiatrie lebte lange Zeit vor allem von Zwangsmaßnahmen, bis die Erkenntnisse der Sozialpsychiatrie und der Psychotherapie und medikamentöse Hilfen eine wesentliche Liberalisierung ermöglichten. Und das ist auch heute eine Frage: Sind die krisenhaften Folgen der narzisstischen Normopathie nur durch Zwangsmaßnahmen zu beherrschen oder bedarf es einer Weiterentwicklung der Demokratie?

Wie konnte es nur so weit kommen?

Im „demokratischen" Deutschland mit seinen dunkelsten Erfahrungen massenpsychologischen Wahns und jahrzehntelangen Kampfes gegen „Rechts", gegen Rassismus und Antisemitismus, mit dem Schutz und der Förderung von Minderheiten, geschieht praktisch über Nacht all das wieder, was von Deutschland nie wieder ausgehen sollte: die Aufhebung grundgesetzlicher Rechte, die Selbstentmachtung des Parlaments und Herrschaft einer autoritären Exekutive durch Ausrufung des Notstandes („epidemische Lage nationaler Tragweite"), ein an Gleichschaltung grenzender Gleichklang der öffentlich-rechtlichen und zahlreicher Print-Medien, das Versagen des Rechtsstaates, gemeinste Polizeigewalt gegen berechtigten Protest, die Herrschaft vermeintlicher Wissenschaftlichkeit, die Verhinderung demokratischer Diskurse, die Diffamierung und sozialer Ausschluss von warnenden und kritischen Stimmen, die zunehmende Spaltung des Landes, ungebremste Projektion angeblicher Schuld, Sündenbockjagd, die Einengung der Meinungsfreiheit, das tausendfache Löschen von nicht erwünschten Informationen, menschenverachtende Denunziation, hochnotpeinlich erzwungene Einsicht in und Reue über angeblich falsches Verhalten, das allgemeine soziale Misstrauen und das Verstummen in Kontakten.

Das Urteil des Bundesverfassungsgerichts vom 30. November 2021, wonach die Corona-Notbremse zulässig gewesen sei, tut so, als würden wir auch dann noch in einem Rechtsstaat leben, wenn wesentliche Grundrechte suspendiert sind. Das ist mir zu viel höchstrichterliche Selbstgewissheit. Allzu fraglich sind Ausmaß und Wert von Ausgangssperre, Kontaktbeschränkungen und Schulschließungen. Die Feststellung des Bundesverfassungsgerichts, die politisch entschiedene „Bundesnotbremse" sei mit dem Grundgesetz vereinbar und verhältnismäßig, war selbst eine politische Entscheidung. Das Gericht hat die Stützung des Regierungshandelns über die begründeten verfassungsrechtlichen Bedenken gestellt.

Nichts gelernt, nichts wirklich begriffen? Nein, ich hätte es wissen können, ich weiß es sogar, und kann es doch nicht glauben. Jahrzehnte nur Propaganda von Demokratie, nur Heuchelei und maligne Autosuggestion von Gleichheit und Freiheit bei permanenter Pflege eines Feindbildes. Das zurzeit öffentlich geschürte Feindbild gleicht einem siebenköpfigen Drachen: rechts, antisemitisch, rassistisch, verschwörungstheoretisch, esoterisch, covidiotisch, querdenkerisch. Natürlich gibt es Menschen, auf die eine solche Einschätzung zutrifft, wobei schon komisch ist, dass Esoterik und Querdenken so gefährlich sein sollen. Das Auffällige dabei ist, dass solche Wörter – völlig sinnbefreit – nur noch als diskriminierende Schimpfworte verwendet werden und damit praktisch wie Schlagstöcke gegen die Demokratie wirken. Die Diskriminierung wird nicht mehr inhaltlich begründet, sie soll nur abwerten und ausgrenzen. Bei einer solchen Sündenbockjagd – vor allem, wenn immer gleich mehrere böse Eigenschaften aufgezählt werden – kann man ziemlich sicher sein, dass die Verfolgten irgendeine wichtige Wahrheit und Realität vertreten, die die Verfolger nicht wahrhaben wollen. So verrät das Feindbilddenken: Not, Angst, Lüge und Hass.

Seit dem Ende der DDR beschreibe ich die Folgen der massenhaften frühen Selbstentfremdungen, die im falschen Leben in einer narzisstischen Gesellschaft zu einer grundsätzlichen gesellschaftlichen Krise führen müssen, um dann mithilfe des Gefühlsstaus der Massen in der Spaltung der Gesellschaft eine letzte Abwehr zu organisieren. Man kann die Spaltung zum Krieg gegen einen Außenfeind aufbauen oder gegen „unwertes" Leben in der eigenen Gesellschaft in Stellung bringen. Jedes Feindbild ist Symptom einer schwerwiegenden individuellen wie kollektiven Verstörung, egal was man den Verfolgten real an Schuld nachweisen kann. Denn keine Schuld ist angeboren und – selbst, wenn nicht strafrechtlich und psychiatrisch relevant – immer nur ein Symptom von Fehlentwicklung und so niemals erfolgreich zu „bekämpfen", sondern nur durch Verstehen und Auflösen der Ursachen zu heilen.

Es musste also so weit kommen …

Die Selbstentfremdung: Wir kennen die massenhaften Frühtraumatisierungen, wie sie als Folge der oben bereits beschriebenen Mütterlichkeits- und Väterlichkeitsstörungen ständig reproduziert werden und damit die für eine gesunde Entwicklung notwendige Bindungserfahrung, Selbstgewissheit und individuelle Identität zerstören. Selbstentfremdet kann man kein eigenes Leben finden, da dafür keine Orientierung und keine Erfahrung entwickelt werden konnten und strukturelle Fähigkeiten der Persönlichkeit (Eigenständigkeit, Selbstsicherheit, Aktivität) sich nicht ausreichend entfalten konnten.

Die Kompensation: Das verhinderte eigene Leben hat lernen müssen zu überleben, indem es sich den Willen der Eltern, der Erzieher und Lehrer, der Pastoren, Ärzte und Experten sowie die von ihnen vermittelten politischen Ziele und sozialen Werte zu eigen macht. Das Menschlich-Verständliche daran ist, dass man nun mit dem Segen der Eltern, dem Lob der Lehrer und durch besondere Leistungen in der gesellschaftlichen Anpassung so erfolgreich sein kann – immer im Karrierestress –, dass man das falsche Leben alsdann für das richtige hält. Egal wie viel Abwertung und Degradierung oder wie viel Ansehen, Erfolg, Geld und Macht dabei erlebt und erreicht werden, es bleibt ein Ersatzleben. Aus Leistungen für fremde Erwartungen, aus Konkurrenzdruck und Gold für jeden Gewinn kann niemals die Befriedigung resultieren, die durch Authentizität, Verstandenwerden und liebevolle Verbundenheit möglich wäre. Im falschen Leben bleibt jeder Erfolg nur eine Ersatzfreude, aber jedes Versagen auch nur ein Ersatzleid. Ein System, das Gewinner braucht und damit automatisch Verlierer produziert, kann niemals sozial gerecht und menschlich echt sein.

Die Welt des narzisstischen Ersatzes ist eine Festung der Illusion und des Irrtums. Manchmal kommt eine ernste Erkrankung der Erkenntnis zu Hilfe, wenn man sie als Wink versteht und nicht nur der Medizin vertraut, sondern eine systemische Diagnose und Beratung findet, die einen in die Lage versetzt, das Krankgeworden-Sein als einen Komplex aus früher Lebensgeschichte, falschem Leben, aufgestauten Gefühlen und sozialen Lügen zu begreifen. So muss jede medizinische Hilfe eingebettet werden in Möglichkeiten der Gefühlsentladung und der realen Lebensveränderung. In aller Regel wird das von der Struktur eines spezialisierten Gesundheitssystems, dem vorherrschenden einfachen kausalen Konfliktverständnis und der Abwehr systemischen Denkens verhindert. Und ich gebe aus Erfahrung zu, wie schwer eine Genesung – von Heilung gar nicht zu reden – ist, wenn klar wird, dass das ganze bisherige Leben kritisch infrage steht und jeder Gesundungsschritt eine Herausforderung zur Veränderung des sozialen Umfeldes ist.

Man kann in einer kranken Beziehung oder im falschen Leben einer Normopathie nicht gesunden. Dann bleibt Leiden eine angemessene Verarbeitung mit den fünf Verhaltensoptionen, die ich als 3. *Weg* beschreibe.

Die Süchtigkeit: Eigentlich geht es jedem Menschen vor allem um das Verstanden- und Bestätigtwerden darin, wie man wirklich ist. Leider verwechseln das die meisten mit jener Bestätigung, die eintritt, wenn sie für Anpassung mit Erfolg belohnt werden, ohne zu wissen, wer sie wirklich sind und sein könnten. Nagende Unzufriedenheit, unangenehme Beschwerden schmälern die Freude am Erfolg von Anpassung, Gehorsam und Unterwerfung. Eine solche Anerkennung im falschen Leben der Selbstentfremdung kann durch keinen Preis, kein Gold, keine Macht und Anerkennung jemals wirklich befriedigen, sondern zwingt in die Süchtigkeit. Die Ersatzbefriedigung kann einen Menschen nicht wirklich entspannen und so er muss die Bedürfniserfüllung nach kurzer Erfolgs-Einbildung schon wieder mit neuen Anstrengungen verfolgen. Deshalb werden Leistungen, Profit und Macht immer gesteigert werden müssen, um wenigstens situativ noch etwas Erfolg phantasieren zu können. Eine Hundertstelsekunde Vorsprung im Leistungssport ist schon morgen Geschichte, der wirtschaftliche Profit wird von der Konkurrenz permanent angegriffen, und Macht erfordert ständigen Kampf – das ist alles kein Vergnügen, aber süchtige Beschäftigung im falschen Leben.

Selbstentfremdung, Kompensation und Süchtigkeit im falschen Leben führen zwangsläufig in Erkrankung als Notbremse oder in die Gesellschaftskrise. Warum zwangsläufig? Wegen der Irrationalität des süchtigen Wachstums, das keinen natürlichen

Rhythmus, keine sinnvolle Begrenzung, keine wirkliche Befriedigung mehr kennt.

Die Folgen des falschen Lebens in narzisstischen Gesellschaften bzw. finanzkapitalistischer Normopathie sind bekannt: Umweltzerstörung, Unfähigkeit im Umgang mit der Klimaveränderung, Energiekrise, Finanzkrise, Migrationskrise, die Krise wachsender sozialer Ungerechtigkeit, Armut, Hunger und Krieg.

Der Untergang der finanzkapitalistischen Normopathie ist Realität. Zukunftsängste sind vollkommen berechtigt. Die angstvolle Unsicherheit, in einer „Neuen Normalität" wieder geeignete Kompensation für die vorhandene Selbstentfremdung zu finden, ist verständlich. Alle Ängste sind auf eine Pandemie-Angst fokussiert worden. Die geschürte Todes-Panik erklärt das egoistische, brutale Verhalten, begründet den Verlust demokratischer Regularien und fördert einen Rettungswahn. Das Volk ist kollektiv auf Frühstörungs-Niveau regrediert, auf die infantile Traumatisierung, die ums Überleben kämpft. Spätestens jetzt müssten die Verantwortlichen der Selbstentfremdung – die Eltern, Lehrer, Experten, Politiker – ihr Fehlverhalten, ihre Schuld erkennen, sich entschuldigen, aus ihrer Verantwortung zurücktreten und Therapie in Anspruch nehmen. Natürlich undenkbar! Deshalb wird die Gesellschaft zur Titanic, unaufhaltsam, unverhinderbar! Kann man sich in Würde retten? Die meisten werden im Kampf um Rettungsboote brutal und egoistisch gemäß ihrer Selbstentfremdung zu überleben bemüht sein. Doch wie wird dann das neue falsche Leben mit diesen Überlebenden aussehen?

Im Moment bin ich überzeugt, dass die politische und finanzielle Elite die zu verantwortende Krise durch noch mehr vom falschen Leben bewältigen möchte. D. h. retten, was zu retten ist an Macht, Besitz und Geld! Suchtentwöhnung findet nicht statt. Die große Umverteilung ist schon längst erkennbar. Steigerung als Suchtprinzip des falschen Lebens ist übrigens auch in der Impfkampagne erkennbar. Seitdem deutlich wurde, dass Impfen nicht den Erfolg bringt, heißt es Boostern bis zum Umfallen. Und es ist klar, dass nicht die Geimpften davon profitieren, sondern die Pharmaindustrie mit ihren politischen Vollstreckern.

Ich fasse zusammen: Am Ende eines kollektiv falschen Lebens wird Macht durch erzeugte Panik gesichert, nicht um die Welt zu verbessern, sondern um im narzisstischen Irrwitz die Pfründe des falschen Lebens zu retten. Vielleicht glauben auch einige Vasallen der Macht tatsächlich an eine Rettung aus der Not durch Impfen. Die Mehrheit der Bevölkerung ist gewiss im illusionären Wahn, durch Impfen gerettet werden zu können, befangen. Wenn wir uns nicht mehr über Sinn und Unsinn des Impfens in Streit verführen ließen, müssten wir uns ernsthaft Gedanken machen, wie wir die Schäden der narzisstischen, finanzkapitalistischen Normopathie heilen könnten. Im Moment werden Antworten von den Eliten der Fehlentwicklung gegeben. Vielen scheint das recht zu sein – was anderes haben sie nie (kennen-)gelernt, sind auch paar Jahrzehnte mit Wohlstand und sozialer Sicherheit „gestillt" worden. Jetzt annehmen zu müssen, dass nicht alles „zum Wohle des Volkes" geschieht, sondern nur dem Wohle des Machterhaltes dienen könnte, das ist tatsächlich kaum auszuhalten.

Es musste so kommen, wie es gekommen ist. Auch das kollusive Zusammenspiel des narzisstischen Größenselbst der Eliten mit dem narzisstischen Größenklein der Massen ist störungsgerecht. Dass der Wahn aber ähnlich funktioniert wie unter den Nationalsozialisten und den Kommunisten, das überrascht dann doch und zeigt, wie sinnlos Erziehung gegen rechten oder linken Extremismus bleibt, wenn nicht die Psychodynamik der individuellen Selbstentfremdung und der kollektiven Normopathie verstanden und durch echtere Beziehungsformen in der Kindheit verbessert wird.

Egal ob wir auf den „Endsieg" der „Neuen Normalität" hoffen oder auf „Befreiung" – morgen oder in 100 Jahren – es liegt nicht in der Macht des Einzelnen. Aber die Verantwortung für ein anständiges und würdevolles Leben – so wenig falsch und entfremdet wie möglich – die kann keiner delegieren! Und viele Menschen, die ihre Selbstentfremdung erkennen und regulieren lernen, machen berechtigte Hoffnung auf Überwindung einer Normopathie. Für eine solche Hoffnung lohnt das Engagement.

Narzissmus und Spaltung

Eine narzisstische Gesellschaft hat das materielle Wachstum zur Droge gemacht. Es geht in ihr nicht um Wachstum in sozialer Gemeinschaft, nicht um Beziehungswachstum und nicht um eine wachsende Fähigkeit, natürlich – d. h. im Einklang mit der Natur – zu leben, weder mit der eigenen Natur noch mit der Natur der Umwelt. Narzissmus ist eine grundlegende Strukturstörung der Persönlichkeit, resultierend aus Minderwertigkeitsgefühlen und Selbstunsicherheit. Ein solcher Identitätszweifel – Wer bin ich? Wie bin ich wirklich? Bin ich gut genug? – ist der Antreiber, den eigenen Wert beweisen zu wollen. Das ist der sichere Weg in ein narzisstisches Größenselbst mit einer dann etablierten kompensierenden Selbstüberschätzung und Fremdabwertung. Die ursprüngliche Frage: bin ich ok? – zunächst unabhängig von irgendwelchen Leistungen und äußeren Bewertungen gestellt – konnte bei Liebesmangel nicht bejaht werden. Die schmerzliche Lücke zu schließen, führt durch süchtige Bemühungen zu einem aufgeblasenen Selbst, abhängig von äußerer Anerkennung, die immer die jeweils bestehenden falschen gesellschaftlichen Werte und Normen abbildet. Die Ursache für eine narzisstische Störung liegt in einer mangelnden Annahme und Bestätigung durch die Eltern, im Nicht-Verstehen-Können (Wollen), in fehlender Empathie für das Kind – einfach gesagt: im Liebesmangel der ersten Lebenszeit, vor allem also im „Muttermangel", genauer: Mangel an liebender Mütterlichkeit.

Das narzisstische Defizit („Ich bin nicht richtig, nicht gut genug."), mit dem man nicht gut leben kann, zwingt praktisch in einen Überlebensmodus, beweisen zu wollen, dass man doch gut und liebenswert ist. Das geschieht dadurch, dass man herauszufinden bemüht ist, womit man die Mutter, die Eltern, später Erzieher und Lehrer, Chefs und Autoritäten erfreuen und ihre Erwartungen erfüllen kann. Das führt zu einer grundlegenden Selbstentfremdung mit Leistungskompensation nach Fremd-Erwartungen. An dieser Stelle wird meist nicht verstanden, dass Leistungen für das „Gute" und „Richtige" nicht wirklich anders sind als für das „Böse" und „Falsche". Denn immer ist es doch entfremdetes, also falsches Leben im Dienste der Macht und nicht im Interesse einer Selbstverwirklichung. So kann kein Erfolg wirklich Würde kreieren und der ethische Wert des eigenen Verhaltens ist nichts Gewisses, sondern wird einem zu- oder abgesprochen, gegeben oder genommen. Der Einzelne wird zum Objekt der Mächtigen. Der Philosoph Kant hat von der „selbstverschuldeten Unmündigkeit" abhängiger Menschen gesprochen. Wir aber haben es hier mit einer nicht verschuldeten Unfähigkeit zur Selbst-Ermächtigung zu tun. Unverschuldet ist diese Unfähigkeit, weil sie in einem narzisstischen Defizit gründet. Die daraus resultierende Fremdbestimmung stellt den Wert aller Anstrengungen und Taten infrage. So kann man leicht glauben, man sei endlich ein Guter, wenn man sich für Frieden und soziale Gerechtigkeit, gegen Armut und Ausbeutung, für die Umwelt und das Klima, für Flüchtlinge, für Kinder, gegen Krebs, für Impfung u. a. m. engagiert – und folgt doch bloß der gängigen gesellschaftlichen Bewertung. Nicht vergessen: Es gab und gibt andere gesellschaftliche Verhältnisse, wo es gut und richtig war oder ist, für Krieg, für Völkervernichtung, für Rassismus, für Antisemitismus, für Kolonialismus zu sein. Und selbst wenn mittlerweile solche Verhältnisse stärker geächtet sind als früher, so ist es auch heute noch anerkannt, für Profit, für Konkurrenz (die ja immer auch Verlierer erzeugt), für Ausbeutung, für die aktuelle Macht (die ja auch immer Opposition abwertet bis unterdrückt) zu sein.

In einer normopathischen Gesellschaft ist die Definition von „gut" und „böse" machtabhängig und keine Frage der Selbstbestimmung. Und Narzissmus ist immer Fremdbestimmung, da die Selbstbestimmung nicht entwickelt werden konnte oder durfte. Das bedeutet – schlimm genug –, dass, wer in einer narzisstischen Gesellschaft glaubt, sich für das „Gute" und „Richtige" zu engagieren, immer selbst im falschen Leben fixiert ist und falsches Leben generiert. Also kann er nie ganz persönlich und echt mit sich zufrieden sein, weil nur Erwartungen erfüllt werden und nicht nach eigenen Möglichkeiten und Bedürfnissen gelebt werden kann. Und gesellschaftlich aktuell: Wer die Umwelt schützen will, darf nicht nur die Umweltsünden (zu Recht!) anprangern und damit von naturfeindlicher Gesellschaftspathologie ablenken, wer das Klima „retten" will, kann auch Natur zerstören (Windkraft), Arbeitsplätze vernichten, die Energieversorgung gefährden, den Schutz vor Folgen unvermeidbarer Klimaveränderungen versäumen. Wer sich für Minderheiten engagiert, kann auch deren Verhaltensschuld, eine asoziale Verantwortungsverweigerung, fixieren und chronifizieren helfen. Wer sich für sexuelle Vielfalt engagiert, kann psychosoziale Entwicklungsprobleme übersehen und eventuell notwendige Hilfen durch Ideologie verhindern. Wer sich für Gleichberechtigung von Mann und Frau einsetzt, kann auch die deutsche Sprache durch „Gendern" verhunzen und unsprechbar machen. Wer Flüchtlinge rettet, kann auch das Schleusergeschäft befördern und zu mehr Tragödien beitragen als Hilfe zu geben. Wer für das Impfen ist, gerät in Gefahr, die Realität bezgl. Impfkomplikationen und Todesfälle zu übersehen und gar zu leugnen und andere durch eine einseitige

Sicht oder gar glorifizierende Impfpropaganda zu manipulieren.

Narzisstische Störung ist immer falsches Leben – individuell selbstentfremdet und gesellschaftlich normopathisch. Das Falsche provoziert nahezu gesetzmäßig eine Spaltungsabwehr: Individuell müssen die negativen Folgen falschen Lebens verdrängt, verleugnet und schlimmstenfalls abgespalten werden. Und eine solche Spaltungsdynamik führt zwangsläufig zur Projektion der eigenen verleugneten Selbstanteile auf andere und damit zu Konflikten, Sündenbockjagd und Schuldzuweisung und provoziert eine Spaltung des sozialen Umfelds bis hin zur gesellschaftlichen Spaltung.

Ein wesentlicher Antreiber der Spaltung ist die Angst, die aufkommt, wenn bisherige Anpassungsleistungen ihre Wirkung verlieren, weil man selbst im falschen Leben sich erschöpft hat und nicht mehr so weiterleben möchte oder weil die gesellschaftliche Bewertung der zu erbringenden Leistungen sich verändert hat. Einer solchen Umwertung kommt es gleich, wenn aktuell das politische Engagement für Demokratie zur Ausgrenzung führt und stattdessen die „solidarische" Unterstützung autoritärer Maßnahmen und Strukturen gefordert wird.

Zusammenfassung: Eine narzisstische Selbstwertproblematik muss kompensiert werden, um bei verhindertem echten Leben wenigstens im falschen Leben überleben zu können. Die Kompensationsleistungen folgen den vorherrschenden gesellschaftlichen Normen und Werten in bemühter Anpassung oder betontem Widerstand. Da „gut" und „böse" aber gesellschaftlich definiert werden, folgt die Bewertung immer politischen, ökonomischen, ideologischen, religiösen Machtinteressen und nicht natürlichen Bedürfnissen. Das schafft eine grundsätzliche Abhängigkeit von äußeren Vorgaben mit entsprechender Fremdbewertung. Andere definieren dann, ob ich „gut“ und „richtig“ bin oder nicht. Das ist nicht nur falsches, sondern auch immer anstrengendes Leben. Man muss die jeweiligen Veränderungen des politisch erwünschten Opportunismus rechtzeitig mitbekommen und die eigene Anpassung schnell neu zu kalibrieren lernen.

Das Anpassungs- oder Widerstandsverhalten ist dann individuell immer falsches Leben und gesellschaftlich im Massenverhalten immer normopathisch oder in einem revolutionären Protest in Gefahr, nur die Farbe der Normopathie zu wechseln. Folgen wir einer politischen Vorgabe von „richtig“ und „falsch“, befördern wir in jeder Position die Spaltung, aus der man nur durch die Verhinderung, Milderung oder Auflösung der Selbstentfremdung herausfindet und zu einer Lebensbewertung aus einem inneren Selbstverständnis gelangt.

Natürlich gibt es auch auf der Seite der Mächtigen noch halbwegs anständige, gesunde Personen, die aber durch eine Machterhaltungsdynamik, durch unvermeidbaren Entscheidungsdruck, durch Amtspflicht, Parteidisziplin, Glaubensverpflichtung schnell in eine Selbstentfremdung gedrängt werden, sich dann nicht mehr selbst behaupten und durchsetzen können und den Mut zur Ehrlichkeit verlieren, der sie sonst zum Anerkennungs- und Amtsverlust führen würde.

Ein Widerstand gegen falsche, destruktive Politik aus narzisstischen Geltungsgründen transportiert natürlich notwendige Kritik und Aufklärung und ist deshalb höchst anerkennenswert, doch auch in Gefahr, durch Fanatismus, Militanz und Härte die Spaltung zu bedienen und zu verschärfen. Auch die so wichtigen Widerständler sind am Ende in der Verantwortung, aus dem Entweder-oder zu einem Sowohl-als-auch zu finden: in dem Sinne, dass jeder „Gute“ auch immer unerwartet „Böses“ und jeder „Böse“ auch „Gutes“ bewirken kann. Und der „Gute“ wird immer auch das eigene „Böse“ verbergen und dem „Bösen“ werden vorhandene „gute“ Eigenschaften abgesprochen werden. Bei ewig begrenztem Wissen – das wird auch künstliche Intelligenz nicht wirklich verändern – bringt Handeln in bester Absicht immer auch „Kollateralschäden“ und unvorhersehbare Folgen mit sich. Und vor allem verfügt kein Mensch – auch nach jahrelanger Analyse nicht – über alle Urgründe seiner Motivation. Er wird immer auch gegen sich selbst zu handeln, unwissend in Gefahr sein. Niemals kann er alle Konsequenzen seiner Entscheidung für sich und andere wissen und bedenken. Und Macht beeinflusst die Moral, was heute noch verehrt wird, kann morgen schon der Verachtung anheimfallen.

Der aktuelle Impf-Hype ist ein gutes Beispiel für diese Problematik. Es gibt sicher viele Politiker und Menschen, die die Impfung als Rettung aus der Bedrohung eingeschätzt haben und jetzt das Versagen der Impfhoffnung mit erheblichen Folgeschäden zur Kenntnis nehmen müssten, aber diese Informationen verweigern, um in gutem Glauben sich und den Maßnahmen gegenüber bleiben zu können. Und die als schlechte, unsolidarische, gefährliche Menschen gebrandmarkten Impfgegner (Gegner vor allem der mRNA-Experimente!) werden möglicherweise zu den Rettern der Wahrheit, der Realität und demokratischer Verhältnisse.

Führung und Volk

Das Corona-Narrativ war von Anfang an durch Unsicherheit, Unklarheiten, Widersprüche angstschürend. Mit permanenten Übertreibungen, Falschdarstellungen, statistischen Verzerrungen, Lügen, der Verhinderung eines kritischen politischen und wissenschaftlichen Diskurses und der Diffamierung kritischen Protestes war die Frage eröffnet, ob hier allein menschliches Versagen die Ursache sei oder ein politisch-ökonomischer Plan verfolgt wird. Diese Fragestellung überfordert das rationale Denken. Es gibt Hinweise, Indizien, aber keine Beweise, keiner weiß etwas Genaues und eventuelle Belege für einen Plan werden öffentlich-rechtlich sofort als Verschwörungstheorie abgetan. Ein beängstigender Verdacht; Verunsicherung durch widersprüchliche und ungeklärte Informationen und reales Unwissen verführen nahezu zu einer wahnhaften Verarbeitung.

Wird menschliches Versagen unterstellt, muss damit akzeptiert werden, dass die führenden politischen, wissenschaftlichen und medialen Eliten durchweg aus einer krankhaften Störung heraus agieren: angstbesetzt, machtbesessen und narzisstisch, unfähig zum Zweifel an ihren Entscheidungen und Handlungen und zur Empathie für die Folgen und Auswirkungen auf andere Menschen. Zugegeben, das ist schwer vorstellbar – diese immerhin angesehenen, gebildeten und erfolgreichen Menschen sollen in gewisser Hinsicht alle krank sein? Andererseits: Das gab es in den letzten 90 Jahren in Deutschland bereits zweimal, dass die Gesellschaft durch eine seelisch durchaus schwer beeinträchtigte bis kranke Elite angeführt wurde, zuerst im Zeichen der nationalsozialistischen, dann der sozialistischen Ideologie. Und da eine Elite nie im leeren politischen Raum existiert, besaß sie ihr dazu passendes Pendant in einer großen Mehrheit der Bevölkerung, die sich begeistert in den Krieg schicken ließ, einen Völkermord akzeptierte und vollzog oder einem ideologischen Wahn von Frieden und Sozialismus mit schweren Menschenrechtsverletzungen verfallen war. Also durchaus deutsche Realität, aber eben schwer auszuhalten! Heute müsste man ein falsches Demokratie-Spiel und für sich selbst die eigene Verstörung zur Kenntnis nehmen. Das ist nicht realistisch! In einer solchen Situation wird der Mensch krank oder böse, aber niemals einsichtig! Er müsste befreit und behandelt werden. Wie die Befreiung nach 1945 und nach 1989 aussah, ist bekannt – durch bloßen Gesinnungswechsel mit neuem Selbstbetrug in neuen normopathischen Verhältnissen. So wurde nur zu gern daran geglaubt, dass mit einer „Demokratie" die Gesellschaftspathologie überwunden sei, was von Anfang an nur eine schöne Illusion blieb, denn die „Demokratie" wurde auch von bisherigen Nazis, SA- und SS-Angehörigen und von SED-Partei-Bonzen und Stasi-Mitarbeitern wesentlich mit ausgestaltet.

Ein Krankheitsnarrativ in narzisstischer Kollusion zwischen dem Größenselbst der Eliten und dem Größenklein der Mitläufer muss leider angenommen werden. Es erklärt vor allem die wahrnehmbare kollektiv-wahnhafte Verarbeitung und Abwehr von Realitäten, ohne dass sich ein allzu großer Widerspruch regte.

Gehen wir von einem Plan aus, einem „Great Reset" mit neuer Weltordnung und Machtverteilung, führt die Annahme einer solchen Realität auch schnell zu einer wahnhaften Verarbeitung. Selbst wenn es durchaus realistisch ist, dass eine kleine Gruppe Superreicher so viel Finanzmacht besitzt, dass damit praktisch jeder gekauft, bestochen und abhängig gemacht werden kann, so reicht das für sich allein nicht aus. Damit jeder kranke Plan durchgesetzt werden kann, muss die Wirkung von Geld, Macht, Korruption und Propaganda auch eine krankhafte Resonanz finden. Sie muss letztlich auf eine Masse von durch Selbstentfremdung Verstörte treffen. Dann erst realisiert sich der Funktionszusammenhang, dass ein paar Hundert Milliardäre die paar Tausend der narzisstischen Eliten kaufen, um die Massen einer normopathischen Gesellschaft in beliebige Richtung zu (ver-)führen.

Eine stark geschürte Angst ist dabei das beste Schmiermittel, um mit einem Pandemie-Wahn fast reibungslos eine neue politisch-ökonomische Normalität zu schaffen. Die Protestbewegungen prallen praktisch an der Angst-Abwehr der Mehrheit ab. Besonders tragisch dabei ist, dass die Angst dazu führt, dass Realitäten und Wahrheiten, die der Protest artikuliert, als Bedrohung erlebt werden. Bedroht wird die schützende Angst-Abwehr, die ja die Wahrnehmung der eigenen Selbstentfremdung verhindern soll. So meiden viele die Wahrheit und folgen dem Irrtum. Das erklärt auch die informative Spaltung der Gesellschaft. Wer sich nur – und das ist offenbar die Mehrheit – in den öffentlich-rechtlichen und großen Print-Medien informiert, sitzt praktisch in einer Angst-Falle. Die Nachrichten und Informationen sind überwiegend einseitig, tendenziös, propagandistisch und im permanenten Panikmodus. Hinsichtlich des Wahrheitsgehaltes kann man coronabezogen das meiste als öffentlich-rechtliche Fake News einordnen. Das dient in der narzisstischen Kollusion beiden Seiten: Die Eliten im Größenselbst stärken ihre Macht durch informative Manipulation, und die Massen im Größenklein können ihre ganz individuellen Ängste auf das Virus projizieren und mittels Folgsamkeit auf Rettung hoffen.

Auf der anderen Seite gibt es immer noch – obwohl YouTube schon tausendfach Beiträge löschte – vielfache Quellen für eine unabhängige, freie Information. Wenn man sich breiter informiert, aktiviert man automatisch einen inneren Konflikt (Was ist wahr? Was ist real? Wer hat recht?) und muss den daraus erwachsenden äußeren Konflikt zwischen Anpassung und Widerstand ständig beantworten. Und das ist nichts für Menschen, die infolge der Selbstentfremdung eigentlich ständig um ihre Stabilität ringen müssen. Für sie würde ein umfassendes Wissen, vielfache Analysen und unterschiedliche Deutungen eine Belastung und Verunsicherung bedeuten und eine Gefahr, dass die Privatlogik der Selbstentfremdung infrage gestellt werden müsste. Auch deshalb werden abweichende Informationen von den Schwimmern im Mainstream gerne gemieden. Und da man nicht gut und umfassend öffentlich-rechtlich informiert wird, sondern sich Informationen selbstverantwortlich holen muss, verschaffen Trägheit und Vermeidungsverhalten eine irrige Beruhigung im falschen Leben.

Wird die Meinungsvielfalt in der Krise aufgegeben und auf die Meinung der Macht eingeengt, bleibt vom bisherigen oberflächlichen Demokratie-Spiel nicht mehr viel übrig. In ruhigen Zeiten fällt der Mangel an demokratischer Kompetenz im Sinne nie erreichter Überwindung der individuellen Selbstentfremdung nicht groß auf – jede Meinung relativiert eine andere, solange die Meinungen frei zirkulieren dürfen –, doch in der Krise gibt es ein demokratie-auflösendes Zusammenspiel zwischen Meinungsmache der Mächtigen und willfähriger Meinungsübernahme der Massen, in der Illusion, damit eine Gesellschaftskrise bewältigen zu können. So verwandelt sich eine bloße äußere Demokratie fast widerstandslos – mehrheitlich einvernehmlich – in ein autoritäres System. Die Macht zwingt in die Unterwerfung und der Gehorsam verstärkt die Macht. Dann glauben die einen, sie könnten mit verstärkter Macht die Krise bewältigen und die anderen glauben, als folgsame Mitläufer gerettet zu werden.

Ich beantworte die Frage, ob der Corona-Wahn mit all den demokratie-auflösenden Maßnahmen der Ausdruck eines massenhaften menschlichen Versagens ist oder ein Plan für eine „Neue Normalität" durchgesetzt wird, mit sowohl als auch: An der kollektiven Dekompensation einer massenhaften Frühtraumatisierung habe ich keinen Zweifel. Das falsche Leben der Selbstentfremdeten in einer narzisstischen Gesellschaft hat eine kritische Grenze erreicht und die Pandemie ist geeignet, alle individuellen Entfremdungs- und Zukunftsängste projektiv aufzusaugen. Dann werden alle politischen Anti-Corona-Maßnahmen geduldig bis dankbar hingenommen und der Gehorsam (Maske, Abstand, Kontaktverbot, Ausgangssperre, Testen, Quarantäne, Impfen) als vernünftiges Rettungsverhalten eingeschätzt. Die Illusion, nur so könne man sich retten, erklärt die zunehmende Paranoia einerseits und die wachsende Feindseligkeit und Gewalt gegen Kritiker andererseits. Bei dieser Feststellung müssen wir die bestehende Normopathie tatsächlich als eine psychosoziale Massenerkrankung begreifen.

Es ist eher unwichtig, ob der Plan für eine neue Weltordnung schon vor Corona bestand oder erst mithilfe einer Pandemie-Angst ausgestaltet worden ist und nun realisiert wird. Theoretisch kann man mit einem solchen Plan hehre Ziele verfolgen: die Regulierung der Überbevölkerung, der Armut und sozialer Ungerechtigkeiten, den Schutz der Umwelt, die Frage der Energieversorgung, die Heilung finanzkapitalistischer Süchtigkeit, angemessene Reaktionen auf Klimaveränderung, die Regulierung der Migration und die Verhinderung von Fluchtursachen – und man kann den „Great Reset" damit legitimieren wollen, dass die Lösung der großen Probleme unter den bisherigen, oberflächlichen Demokratiestrukturen nicht möglich war. Aber dann erhebt sich die Frage, ob ein solcher Plan durch die bisherigen Eliten oder durch ein totalitäres System umgesetzt werden sollte oder ob durch eine wachsende Demokratiefähigkeit heilsamere, menschlichere, gerechtere Rettungsmaßnahmen gefunden werden können. Für den heilsamen Weg dürften narzisstische Eliten nicht mehr an die Macht kommen und alle Menschen bräuchten Angebote, Hilfe und Unterstützung, um eine innerseelische Demokratie zu erreichen und um die Frühtraumatisierung der Kinder zu verhindern. Das ist utopisch – ich weiß! Aber es bleibt eine Orientierung, worum es wirklich geht, um nicht solchen irrsinnigen Stellvertreterkriegen wie z. B. zwischen Geimpften und Ungeimpften zu verfallen und wenigstens in den begrenzten Möglichkeiten persönlicher Verantwortung demokratisch leben zu lernen. Eine solche Demokratie ist mit „Beziehungskultur"[12] ausführlich beschrieben.

Ich bin der Überzeugung, dass Normopathie und Plan zusammengefunden haben. Die zugespitzt abnorme Normopathie entwickelt den Plan einer globalen, digitalen, totalitären Herrschaft. Diese sich entwickelnde demokratielose Herrschaft verstärkt die krankheitswertigen Grundlagen der Normopathie.

12 H.-J. Maaz, „Das gespaltene Land", 2020, S. 206–218.

Die mediale Spaltung

Es gibt unzählige Meinungen, Befunde, Diskussionen, Analysen, Statistiken und wissenschaftliche Erkenntnisse, die das offizielle, politisch-medial verbreitete Corona-Narrativ infrage stellen und Fälschungen, Lügen, Irrtümer und Propaganda belegen.

Ich will die Einzelheiten der strittigen Punkte und Verfälschungen in diesem Buch nicht erörtern. Das ist auch nicht meine Kompetenz. Hier sind Fachwissenschaftler gefragt, Virologen und Epidemiologen, Politologen und Journalisten, sich um die Differenzierung von Lüge und Wahrheit, von Realität und Wahn zu bemühen.

Ich halte es allerdings für ein sträfliches, schuldbeladenes Verhalten, sich nur einseitig – öffentlich-rechtlich oder nur alternativ im Internet und Social-Media-Netzwerken – zu informieren. Mangelnde Information ist immer eine Holschuld. Einseitige Information spaltet automatisch.

Nach meiner Erkenntnis gibt es tatsächlich viele Menschen, die dissidente Informationen vermeiden, zumeist mithilfe der negativen Suggestion von „Verschwörungstheorien“. Beim genaueren Analysieren aber ist das Vermeidungsverhalten im Wesentlichen als Folge des Schutzes vor angstbesetzten Inhalten zu erkennen, die die eigene „Privatlogik“ des individuellen falschen Lebens und das abhängige und leichtsinnige Vertrauen in das Regierungshandeln kritisch anfragen könnten. Und welche seelische Belastung die Reaktivierung von Frühtraumatisierung bedeutet, stelle ich immer wieder ausführlich dar. So wird verständlich, weshalb viele Menschen vor Realitäten und der Wahrheit eine fast lebensbedrohliche Angst empfinden und jede kritische Meinung zu ihrem Kompensations- und Anpassungsverhalten unbedingt vermeiden müssen. Leider verschlechtern sich damit alle Erkenntnischancen und verschärfen eine undiskutable private Meinung. Jeder kennt solche Diskussionen, wenn der Gesprächspartner durch keine Logik, keine Belege, keine Statistik, keine wissenschaftliche Erkenntnis mehr erreichbar ist – das ist dann eine nahezu wahnhafte Abwehr, die nötig wird, wenn eine Reaktivierung frühesten Bedrohungserlebens befürchtet wird.

Sich öffentlich-rechtlich und alternativ zu informieren, setzt bereits eine gewisse seelische Reife voraus, um selbst mit allen Unsicherheiten und verbleibenden Unklarheiten zu einer eigenen Meinung zu finden, die in der Erkenntnis für Fehler, Irrtümer und Weiterentwicklungen offenbleibt und damit die Abhängigkeit von einer Informationsblase mutig überwinden kann. Die Mehrheit der deutschen Bevölkerung hat offensichtlich diese psychosoziale Freiheit und Eigenständigkeit nicht entwickelt, was ich mit den Ausführungen zu der Selbstentfremdung der meisten Menschen in ihrer Frühentwicklung zu erklären bemüht bin. So bleibt das Desinteresse an anderen Meinungen als der eigenen zwar verständlich, verhindert aber die eigene psychosoziale Entwicklung. Jeder, der sich Informationen verweigert, trägt seinen Anteil dazu bei, eine Spaltung der Gesellschaft zu vertiefen. Im Grunde genommen lebt zwar jeder Mensch mehr oder weniger in der Informationsblase, die seine Abwehr nicht gefährdet, sondern bestärkt, was für die persönliche Entwicklung von Nachteil ist. Aber gesellschaftlich ist es in ruhigen Zeiten nicht sehr problematisch, weil es genug „Blasen“ gibt, die sich wechselseitig relativieren, wodurch die Dominanz einer Meinung verhindert wird. In der Gesellschaftskrise funktioniert das nicht mehr! Da führt Angst zur Einengung der Meinungsfreiheit mit der Hoffnung, sich im Zusammenschluss mit der Position der Macht zu stärken und zugleich aus der eigenen Überforderung gerettet zu werden. Spaltung ist immer ein Symptom der Krise – innerseelisch und gruppendynamisch.

Mit der Coronapolitik wird Spaltung nahezu organisiert. Viele Maßnahmen sind so überzogen, unverhältnismäßig, widersprüchlich und unlogisch, dass damit Protest und Widerstand regelrecht provoziert werden. Mit der Spaltung – möglichst feindselig – wie sie jetzt mit der verheerenden sozialen Ungleichheit zwischen Geimpften und Ungeimpften politisch und medial herbeigeredet worden ist und zunehmend vollzogen wird, ist die Bevölkerung abgelenkt und eine „Neue Normalität" kann praktisch von oben etabliert werden, damit die Ziele der Finanzelite ohne wesentlichen Widerstand umgesetzt werden können.

Man kann aktuell in jeder Talkshow (außer manchmal beim österreichischen Privatsender Servus TV) verfolgen, wie mit großer Wichtigkeit und narzisstischer Bedürftigkeit unendlich lange nur auf der Symptomebene des Pandemie-Komplexes argumentiert und gestritten wird. Dabei geht es z. B. nicht einmal um überzeugende Begründungen für Maßnahmen, sondern um Fragen der Beschaffung, z. B. von Masken, oder um logistische Fragen des Impfens – immer schön auf der Oberfläche. Impfstoffentwickler wie die BioNTech-Gründer Ugur Sahin und Özlem Türeci treten dort unter Beifall als Lebensretter auf und dürfen sich von Moderatoren als Helden feiern lassen. Dass Corona für „Big Pharma" ein Riesengeschäft ist (BioNTechs zuvor tiefrote Bilanz ist jetzt milliardenschwarz), wird mit größter Freundlichkeit oder besser gar nicht behandelt. Wissenschaftler, deren Erkenntnisse vom politisch gewollten Narrativ abweichen, bleiben außen vor, und zu einer pointierten Diskussion von Grundrechtsverletzungen und Parlaments-Entmachtungen durch Corona-Dirigismus kommt es nicht. So wird die Pandemiepolitik zu einem Herrschaftsinstrument, das von einer ernsten Gesellschaftskrise mit der Gefahr einer Entwicklung destruktiver Machtinteressen ablenkt.

Auch wenn diese Entwicklung – als „Krieg" gegen ein Virus getarnt – nicht verhindert werden kann, bleibt dem Einzelnen die Verantwortung, seine Würde zu wahren und nicht mit Desinformation die Selbstentfremdung selbstzerstörerisch und sozial destruktiv zu verfestigen. Angst überwindet man dadurch, dass man sich der eigenen Frühtraumatisierung stellt – soweit es ohne therapeutische Hilfe geht –, wozu eine breite Information in beziehungskultureller Verarbeitung nützlich bis notwendig ist. Selbsterkenntnis wächst mit Erinnerung und kritischen Fragen an die eigene Lebensgeschichte. Vor allem darüber, welche Beziehungsangebote man von den Eltern in den ersten Lebensjahren bekommen hat. Eine breite Information heißt: öffentlich-rechtlich und alternativ im Internet. Und beziehungskulturelle Verarbeitung heißt, sich mit Menschen zu versammeln, die bereit sind, sich wechselseitig wirklich anzuhören. Menschen, die verstehen wollen, die individuelle Positionen in ihrer subjektiven Bedeutung zu analysieren bemüht sind und emotionale Reaktionen begrüßen, fördern und beschützen, um sich und anderen in einem solchen Beziehungsprozess zu helfen, sich selbst immer besser zu verstehen, eine eigene Meinung – außerhalb jeder „Blase" – zu finden und damit authentisch zu sein und Würde zu erlangen. Und sei es nur für situative Erkenntnisse in wenigen Augenblicken.

Wer sich nur öffentlich-rechtlich informiert, muss den Eindruck gewinnen, Deutschland und die Welt werde von einem heimtückischen, gefährlichen, sich ständig wandelnden Virus so bedroht, dass alle Schutzmaßnahmen ohne kritische Einwände hingenommen werden müssen, weil die Regierung – beraten von den besten Wissenschaftlern – ausschließlich den Gesundheitsschutz der Bevölkerung anstrebt und dass die Impfung die einzige Rettung bedeutet und die Wenigen, die das nicht so sehen, schlechte, unsolidarische Menschen sind, die aus der sozialen Gemeinschaft ausgestoßen gehören.

Fazit der Irrgläubigen: Es handelt sich um die größte Gefahr seit dem Zweiten Weltkrieg, alle Maßnahmen, einschließlich der Suspendierung von Grundrechten, sind alternativlos! Die politischen Eliten tun nur das Beste! Eine Impfpflicht ist notwendig und unvermeidbar! Wichtigere Gesellschaftsprobleme gibt es zurzeit nicht!

Wer sich überwiegend alternativ informiert, bekommt so viele vom politisch-medialen Mainstream abweichende Informationen, dass das Vertrauen in die Politik und die großen Medien verloren geht, dass der Verdacht genährt wird, dass das Pandemie-Narrativ von Fake News unterhalten wird und die Panikmache mit der Einschränkung der Grundrechte einem politisch-ökonomischen Plan dient, und muss fürchten, dass ein „Great Reset"[13], wie ihn Klaus Schwab beschreibt, von großen Wirtschaftsbossen und Politikern als eine Rettungsvision ernst genommen wird.

Sich alternativ im Internet zu informieren, halte ich für zwingend, um überhaupt im Abgleich verschiedener, widersprüchlicher, einseitiger Informationen eine eigene Meinung

13 K. Schwab, „COVID-19: The Great Reset", 2020.

finden zu können. Ich habe gute Erfahrungen, auch aus seriöser Zusammenarbeit mit: Rubikon-Magazin, Kaiser TV, NuoViso, Stein-Zeit, Klartext bei Servus TV, Boris Reitschuster, Ken FM, Corona-Transition, Corona-Untersuchungsausschuss, Klagemauer TV, Nach-Denk-Seiten, anonymousnews.org, Milosz Matuschek, Die Achse des Guten, Tichys Einblick, Junge Freiheit, Milena Preradovic, Eva Herman und anderen. Zudem sind Online-Veröffentlichungen von Michael Hüter, Gerald Hüther, Sucharit Bhakdi, Wolfgang Wodarg, Stefan Homburg, Eugen Drewermann, Ernst Wolff, Daniele Ganser, Martin Haditsch sehr zu empfehlen.

Aber wer sich nur alternativ informiert, verliert den Kontakt zur Mehrheitsgesellschaft und das Verständnis für das Denken, Fühlen und Handeln der vom Mainstream beeinflussten Menschen, er versäumt die politische Entwicklung, die Begründung der Maßnahmen, die Logik oder Unlogik der politischen Entscheidungen, die Widersprüche und Veränderungen der Machttaktik, die etwas über die politischen Ziele und die Stärke und Schwäche des politischen Apparates verraten. Und natürlich kann man auch mit Informationen aus dem Internet Opfer von Fake News werden.

Wenn man sich auf beiden Seiten der medialen Spaltung informiert, könnte man tatsächlich „verrückt" werden, so widersprüchlich sind die konträren Positionen, die nicht mehr zu einem klärenden, verstehenden Austausch finden dürfen. Die Klärung muss jeder Einzelne für sich selbst leisten! Da in beiden Lagern Experten benutzt oder auch missbraucht werden, sogenannte „wissenschaftliche Beweise" für jede Position benannt werden können, kann die eigene Position nur offen bleiben, im Austausch mit anderen Menschen dynamisch veränderbar. Erschreckend ist der weitgehende, demokratie-unwürdige, mediale Gleichklang der öffentlich-rechtlichen und einiger großer Printmedien, praktisch als Propagandaorgane des Regierungshandelns mit Ausschluss eines Meinungsstreites. Die prekäre wirtschaftliche Situation großer Medien ist bekannt, auch das Sponsoring durch spezielle Stiftungen, wie z. B. durch die Bill & Melinda Gates Foundation[14]. Doch kann das beschämende Versagen eines großen Teils des Journalismus damit allein nicht erklärt werden. Sicher spielt das Sprichwort „Wes Brot ich ess', des Lied ich sing'!" schon eine bedeutende Rolle, doch dürfte auch der Angstkomplex seine verheerende Wirkung entfalten. Hier treffen die ganz individuell aufgewühlten Ängste mit realen Zukunftsängsten und der politisch gewollten Einschüchterung mit paranoischer Wirkung zusammen, so dass Rettung und Schutz im unkritischen Ausgestalten des Mainstreams gesucht werden. Dann tun kollegiale Beobachtung, Kontrolle, Denunziation und Angst um den Arbeitsplatz ein Übriges, um den einzelnen Journalisten „auf Linie" zu bringen. Wie in kürzester Zeit eine bunte journalistische Vielfalt mit auch investigativem Ehrgeiz sich selbst desavouiert und demokratische Grundregeln aufgibt, das

14 Das US-Nachrichtenportal MintPress kam anhand von 30.000 Einzelspenden der Gates-Stiftung auf einen Betrag von 319 Mio. US-Dollar, der an Medien geflossen ist. Zu den Empfängern dieser Gelder zählten führende US-amerikanische Nachrichtensender wie *CNN*, *NBC*, *NPR*, *PBS* und *The Atlantic*. Die Stiftung förderte und fördert weiterhin aber auch eine Vielzahl einflussreicher ausländischer Medienkonzerne, darunter die *BBC*, *The Guardian*, *The Financial Times* und *The Daily Telegraph* im Vereinigten Königreich, prominente europäische Zeitungen wie *Le Monde* (Frankreich), *Der Spiegel* (Deutschland) und *El País* (Spanien) sowie große globale Fernsehsender wie *Al-Jazeera*. Der deutsche *Spiegel* erhielt 5,44 Millionen. Siehe dazu Alan McLeod: „Revealed: Documents show Bill Gates has given $319 Million to Media Outlets", MintPress 15.11.2021, online: <https://www.mintpressnews.com/documents-show-bill-gates-has-given-319-million-to-media-outlets/278943/>. Zuletzt abgerufen am 18.02.2022.

halte ich vor allem für ein Symptom des Angstkomplexes: Angst vor Infektion und Erkrankung und Angst um den Arbeitsplatz. Solche Ängste können etwas erklären, aber nicht entschuldigen!

Um die Spaltung der Gesellschaft vermindern zu helfen, kann jeder seine eigene Spaltungstendenz erkennen und überwinden lernen. Das gelingt am besten, wenn man für Pro und Contra einer konkreten Position die jeweils individuelle Einstellung abfragt: „Ich bin hier dafür, weil …“ und „Ich bin hier dagegen, weil …“. Das „weil“ darf *nicht mit Sachargumenten* begründet werden, sondern mit dem „weil“ wird ein Zugang zu ganz individuellen und emotional begründeten Positionen eröffnet, die eigentlich immer die Sachargumentation tendenziös beeinflussen. Es ist der Mut des um Reife bemühten Menschen, sich von Obrigkeitsmeinungen, Mainstream-Suggestionen und sogenannten wissenschaftlichen Erkenntnissen abzulösen. Er hört auf die eigenen Erfahrungen oder sein Herz, um auf diese Weise Sicherheit zu gewinnen, welche wissenschaftliche Position *natürliches gegen falsches Leben am besten abbildet*, und er bewahrt sich die geistige Freiheit, morgen schon die eigene Meinung zu revidieren und weiterzuentwickeln. Nicht, weil das jemand so sagt oder verlangt, sondern weil man in individueller Auseinandersetzung mit umfassenden Informationen kognitiv und emotional vertiefte Einsichten gewonnen hat.

Die Waffe „Verschwörungstheorie"

Wikipedia definiert „Verschwörungstheorie" als Versuch, „einen Zustand, ein Ereignis oder eine Entwicklung" dadurch zu erklären, dass sie „durch das zielgerichtete, konspirative Wirken einer meist kleinen Gruppe von Akteuren zu einem oftmals illegalen oder illegitimen Zweck" erzeugt worden seien. Schon Antike und Mittelalter kannten Verschwörungstheorien. Mittlerweile unterscheidet die Forschung zwischen Verschwörungshypothesen, Verschwörungsideologien und Verschwörungsmythen. Hypothesen sind der rationalen Überprüfung zugänglich, sie können verifiziert oder falsifiziert (faktisch widerlegt) werden. Ideologien hingegen panzern sich mit stereotypen Vorstellungen oder monokausalen Erklärungen. Und Mythen sind schlichtweg erfunden; da sind nicht einmal die angeblich existierenden Verschwörer real. Im öffentlichen Sprachgebrauch taucht der Begriff „Verschwörungstheorie" fast nur in abschätziger Bedeutung auf, synonym mit Ideologie, Demagogie und Spinnerei. Darüber werden jene Verschwörungen vergessen, die zunächst nur theoretisch vermutet wurden, deren Annahme sich aber dann bewahrheitete.

Besonders verbrecherisch sind vor allem politisch gewollte und kollektiv getragene Verschwörungsideologien, wie sie z. B. der Nationalsozialismus gegen die Juden oder der Stalinismus gegen „Klassenfeinde" aufgebaut und zur Vernichtung Andersdenkender gebraucht haben. Angesichts solcher historischen Belastungen durch kollektiv-paranoische Verschwörungsideologien ist der heutige Gebrauch des Wortes „Verschwörungstheoretiker“ ein peinlich-böser Versuch, kritische Menschen nur noch sinnbefreit abzuwerten. Ihre Diffamierung paart sich gleich mehrfach mit Kampfbegriffen: Da sind Verschwörungstheoretiker zugleich Esoteriker, Rechtsextreme, Reichsbürger, Antisemiten, Rassisten, Schwurbler – alles in allem nur noch Dumme, Verwirrte und ganz und gar Böse. Seitdem ich mit Menschen beruflich umgehe, bestätigt sich mir immer wieder: Was Peter über Paul sagt, sagt mehr über Peter als über Paul! Psychodynamisch ist der Vorwurf einer Verschwörungstheorie immer nur das Ergebnis eines auf Infantil-Niveau reduzierten Denkens, das einsetzt, wenn komplexe Realitäten die Wahrnehmung überströmen. Sind Abwehr und Kompensation überfordert, muss sich die Seele schützen, um nicht verrückt zu werden, und verschließt die Sinne, engt die Wahrnehmung ein und reduziert das Denken von komplex auf simpel. Die Selbstentfremdung, die ihre bisherige Orientierung verliert, rettet sich aus dem Seelenchaos in eine abwehrende Paranoia: in eine einfache Erklärung, eine gezielte Projektion mit Schuldzuweisung. Das gilt für beide Seiten: für die, die eine „Verschwörung“ für möglich hält, aber vor allem auch für die, die für ein vom kollektiven Narrativ abweichendes Wahrnehmen und Denken die eilfertige Vokabel „Verschwörungstheorie“ als diffamierende Waffe benutzt. Es besitzt psychodynamisch eine Ähnlichkeit und macht doch einen Unterschied, ob eine „Verschwörung“ behauptet wird, um zur kritischen Überprüfung herauszufordern, oder ob man „Verschwörungstheorie“ als diffamierende Zuschreibung nutzt. Bisher haben sich zu viele Anti-Corona-Maßnahmen als nicht geprüft, nicht sicher belegt, als widersprüchlich, als falsch, gefälscht, statistisch verzerrt, nicht haltbar herausgestellt und die meisten kritischen Stimmen, die als „Verschwörungstheoretiker“ abgewertet wurden, haben sich dann doch als zutreffend herausgestellt. Aber nicht alle Maßnahmen sind deshalb nur falsch, und nicht alle Kritik hat sich als berechtigt erwiesen. So ist es mit uns Menschen! Eine allein objektiv-richtige Wissenschaft gibt es nicht und wie Karl Lauterbach zugeben musste: „Die Wahrheit führt in sehr vielen Fällen zum politischen Tod!“[15]

Gruppendynamisch sind die Außenseiter, die es zu jeder Zeit in jeder Gruppe gibt, heute vor allem die „Verschwörungstheoretiker“, die dann auch mit Negativ-Urteilen belegt werden: falsch, böse, störend, unerträglich, empörend. Diese Omegas, wie die Psychologie sie im Unterschied zum Alpha-Typen, zu dessen Unterstützern und Beratern (Betas), den Mitläufern (Gammas) und der Masse der grauen Mäuse (Epsilons) nennt, sind immer in Gefahr, nicht nur als Nörgler und Querulanten beschimpft, sondern auch ausgegrenzt, ausgestoßen zu werden. Verlässt so ein Außenseiter die Gruppe, zeigen sich nach kurzer Zeit neue Omegas – andere störende Inhalte, aber das gleiche Außenseiterprinzip. Eine Gruppe von Menschen kann niemals ohne Omegas existieren und funktionieren. Das sind einfache, nicht veränderbare gruppendynamische Gesetzmäßigkeiten:

15 WDR-Fernsehreihe „Könnes kämpft“ vom 08.01.2020 ab Minute 38:11. Lauterbach sagte den Satz als Antwort auf die Frage, warum die Politik die Volkskrankheit Adipositas gesundheitspolitisch unterbelichtet, und er erklärte: „Wenn ich das politisch zum Thema mache, dann habe ich erst einmal die Hälfte der Wähler schon erschreckt, weil das sind diejenigen, die schon dick sind.“ Als der Reporter anmerkte, es könne doch nicht darum gehen, sich beim Wähler beliebt zu machen, sondern die Gesundheitspolitik müsse die Wahrheit sagen, replizierte der SPD-Gesundheitsexperte: „Die Wahrheit? Die Wahrheit führt in sehr vielen Fällen zum politischen Tod, ich bitte Sie.“ In der ARD-Mediathek abgerufen zuletzt am 18.02.2022. <https://www.ardmediathek.de/video/koennes-kaempft/schlank-um-jeden-preis-das-geschaeft-mit-diaeten/wdr/Y3JpZDovL3dkci5kZS9CZW10cmFnLTA0MTRhOTBiLTAwOTMtNDQ0MC1iNWM0LTk1MDM5Yzc0ZjNhOQ>.

Sobald eine Gruppe Menschen zusammentrifft und etwas gemeinsam will, gibt es schnell den Anführer, die Experten, die große Gruppe der Mitläufer und den/die Außenseiter. Die Omegas sind dabei inhaltlich die Interessantesten, denn sie vertreten und verkörpern etwas, was die Anführer und Mitläufer nicht sehen können oder nicht wahrhaben wollen. Mit ihrem Ausschluss würde sich die Gruppe zwar kurze Zeit befreit und erfolgreich fühlen, aber leider nun sehr realitätseingeengt. Nur in den Außenseitern sind die ungewollten Realitäten, die bitteren Wahrheiten, das verleugnete Unbewusste zu erkennen. Will die Gruppe wirklich Erkenntnisgewinn und will sie sozial reifen, muss sie die Omegas ernstnehmen, deren „Abwegiges", „Störendes" verstehen wollen und in das Gruppenverständnis integrieren.

Einfaches Beispiel: Die Mehrheit der Gruppe will eine Bergtour machen, ein Außenseiter meckert am Plan herum und will nicht mitgehen. So schallt die Mehrheit: Dann bleib halt zu Hause! Der erfahrene Bergführer ist damit nicht zufrieden und fragte genauer nach den Bedenken. Die Antwort: Er habe kein festes Schuhwerk und jetzt auch kein Geld dafür! Das führt zu einer Debatte über die notwendige Ausrüstung und Rücksicht aufeinander. Entsprechendes Schuhwerk ist schnell geborgt. Die Gruppe bleibt zusammen und reift sozial. Der Meckerer hatte seine Armutsscham verbergen wollen und die Gruppe hatte aus Scheu davor, finanzielle Unterschiede kenntlich werden zu lassen, die Fragen der Qualität der Ausrüstung gemieden. So war das gemeinsam gemiedene Thema Geld für die Ausstattung und soziale Ungleichheit. Die Themenvermeidung, hätte man sie fortgesetzt, wäre nicht nur eine Gefahr für die Bergsicherheit gewesen – auch andere waren nicht optimal ausgerüstet –, sondern sie hätte auch eine ungeklärte soziale

Ungleichheit verfestigt, an der der Gruppenzusammenhalt mit Ärger und Kränkung zu scheitern drohte.

Aktuelles Beispiel: Ein Freundeskreis traf sich regelmäßig zum geselligen Beisammensein. Plötzlich stand die Frage des Geimpftseins im Raum. Alle waren geimpft, nur ein Paar nicht. Betretenes Schweigen, nichts ging mehr, der Ablaufplan stockte, dicke Luft, Ratlosigkeit, Geimpfte äußerten Unverständnis, dass sich unter den jetzigen Bedingungen Menschen nicht impfen lassen wollen und stellten das gewohnte Beisammensein infrage. Die Debatte wurde hitzig und endete vorerst in der ziemlich aggressiven Forderung, das ungeimpfte Paar solle die Gruppe verlassen: Sie seien eine Bedrohung für alle anderen und absolut unsolidarisch. Die Verteidigung: Wieso sich durch Impfung Geschützte bedroht fühlten, eher wären doch die Ungeimpften in Gefahr, ließ den Streit eskalieren. Man ging völlig frustriert nach Hause, an einen freundschaftlichen Austausch war nicht mehr zu denken.

Ich wurde von Mitgliedern der Gruppe um Konfliktbetreuung gebeten. Ich empfahl eine baldige Zusammenkunft, bot mich als Mediator für eine Diskussion über den Konflikt an: geimpft – ungeimpft. Bei der Diskussion war besonders auffällig, dass die Geimpften so gut wie nichts über Impfkomplikationen und Todesfälle wussten und vor allem, dass sie dazu nichts wissen wollten. Ich sorgte dafür, dass auf der Sachebene Argumente pro und contra Impfung ausgetauscht werden konnten, so dass der Informationsaustausch zu Chancen, Vorteilen, Nachteilen und Gefahren des Impfens und Nicht-Impfens auf etwa gleichem Niveau war. Das führte aber zu keiner Entspannung und Verständigung, eher im Gegenteil: Die Geimpften fühlten sich beunruhigter und verunsicherter, sie sahen sich in ihrer eher unkritischen Impfeinstellung infrage gestellt. Die

Ungeimpften waren durch Agitation eines anwesenden Arztes eingeschüchtert und verunsichert. Man hatte sich mitgeteilt, aber ohne die Chance einer besseren Verständigung – die Argumente waren ausgetauscht, keiner hatte die jeweils anderen überzeugen können. So schlug ich Zwiegespräche vor, in denen die Beteiligten nicht mehr sachlich argumentieren sollten, sondern ganz persönlich emotional. Es gab mehrere kurze Zwiegespräche, in denen bei aller individuellen Unterschiedlichkeit ähnlich strukturierte Positionen zutage traten:

Geimpft:

- Ich habe mich impfen lassen, weil ich Angst vor einer Infektion habe.
- Ich fürchte eine Infektion, weil ich dann für mein weiteres Leben wesentliche Beeinträchtigungen befürchte.
- Ich kann jetzt keine Beeinträchtigung riskieren, weil ich ernste Partnerschaftskonflikte lösen muss.

Ungeimpft:

- Ich lasse mich auf keinen Fall impfen, weil ich Angst vor Komplikationen und Spätfolgen habe.
- Ich habe Angst vor Spätfolgen, weil ich dann für mein weiteres Leben wesentliche Beeinträchtigungen befürchte.
- Ich kann jetzt keine Beeinträchtigung riskieren, weil ich schwerwiegende Berufsprobleme bewältigen muss.

So wurde auf beiden Seiten eine existenzielle Beziehungs- und Lebensangst deutlich, die verborgen hinter dem Impfstreit abgewehrt worden war. Die gemeinsame Erkenntnis half. Bei der beginnenden Offenheit konnte plötzlich von mehreren der Gruppe von Partnerschaftsproblemen und Zukunftsängsten gesprochen werden.

Zur Deutung: Der Freundeskreis traf sich in aller Regel zum geselligen Vergnügen: Essen, Trinken, Reden, über Themen und Interessen sprechen, gelegentlich auch zum Beraten, Unterstützen, Helfen. Ganz persönliche Probleme wurden unbedingt vermieden. Mit dem Impfen wurde es persönlich! Eine tiefere emotionale Beunruhigung hatte ein Ventil gefunden und drohte, den Freundeskreis zu zerstören. Die Ungeimpften waren die Außenseiter und sollten herausgedrängt werden. In den Zwiegesprächen wurden unterhalb der Corona-Ängste ganz individuelle Lebensängste deutlich. Von Partnerschaftskonflikten war bis dahin nie gesprochen worden, immer nur „über etwas", nie „von sich". Mit der Chance, auch persönlicher, emotionaler werden zu können, hatte sich der Impfkonflikt aufgelöst, jeder durfte nun seine Gründe für oder wider haben. Man fand keine gemeinsame Impfmeinung, aber mit dem Persönlichwerden der Gründe war der Konflikt entschärft. Man brauchte das Impfthema nicht mehr, um tiefere persönliche Konflikte zu überdecken, und die individuelle Lebens- und Beziehungsängste mussten nicht mehr abgewehrt werden. Für alle war die Partnerschaftsproblematik ein gemeinsames Thema. Und die Erfahrung, dass es schmerzlich ist, Beziehungsschwierigkeiten zu gestehen, aber zugleich sehr hilfreich ist, dabei Verständnis und Hilfe zu erfahren, dass es anderen ganz ähnlich geht, das hat den aktuellen Impfkonflikt aufgelöst, aber den Freundeskreis stabilisiert und thematisch reifen lassen.

Die Außenseiter – die Omegas in jeder Gruppe – sind das Salz der Offenheit und Freiheit. Sie verkörpern oder vertreten immer etwas, was eine Mehrheit nicht wahrhaben will. Sie sind die Indikatoren für Fehlentwicklungen und Fehlentscheidungen. Auf sie zu hören, ermöglicht Realität, rettet Wahrheiten und schützt vor destruktiven Einseitigkeiten. Sie sind die notwendigen Spaßverderber im scheinbaren Glück des Erfolges. Sie sind die Ernüchterer im Rausch eines Wahns. Die Omegas selbst sind in aller Regel nicht die Reiferen, die Gesünderen, die Wahreren, aber ihre Einseitigkeit, ihre andersartige Verstörung eröffnet einen Perspektivwechsel, liefert Erkenntnisbausteine. Es geht nicht um richtig oder falsch, um wahr oder verwirrt, es geht um verlorene, vergessene, unterdrückte, verbotene Bruchstücke von Realitäten. So ist es ratsam, in jeder persönlichen Krise, bei sozialen Konflikten und gesellschaftlichen Fehlentwicklungen auf die „Verschwörungstheoretiker" zu achten, sie weisen den Weg aus einem kollektiven Irrtum. Es geht um Integration der verschiedenen Aspekte und subjektiven Wahrheiten und nicht um Ausgrenzung. Deshalb: Ehret die „Verschwörungstheoretiker". Und wer im Zusammenhang mit der Corona-Politik jeden Kritiker mit der Diffamierung „Verschwörungstheoretiker" ausgrenzen möchte, ist mit großer Wahrscheinlichkeit im angstbesetzten Wahn zur Abwehr bitterer Wahrheiten befangen oder er ist gekauft oder einfach nur kognitiv-einfältig begrenzt, unabhängig von jeder Bildung. Dass seine Haltung nur „böse" sein könnte, schließe ich als eigene Kategorie aus, weil „böse" immer eine psychische Störung ist, die aus angstbesetzter, wahnhafter oder geistiger Beschränktheit resultiert. Selbst die Korruption kann ich nur als ein Symptom psychischer Verstörung verstehen.

Zur Psychodynamik der Impfentscheidung

Impfungen werden überwiegend als großer medizinischer Fortschritt und als ein Segen für den Gesundheitsschutz verstanden, aber es gibt auch Kritiker und Skeptiker mit Zweifeln und Argumenten gegen jegliche Impfung.

Mit den Corona-Impfungen kommen neuartige, nicht ausreichend überprüfte Impfstoffe auf den Markt, nur vorläufig zugelassen mit der Einschätzung, dass der Nutzen (Gesundheitsschutz) größer wäre als das Impfrisiko. Diese Einschätzung ist nicht hinreichend belegt und im Verlauf der Impfkampagne sind doch erhebliche Komplikationen und zahlreiche Todesfälle als Impffolgen bekannt geworden, ohne dass die vorläufige Zulassung der Impfstoffe kritischer hinterfragt oder die Zulassung sogar zurückgenommen worden wäre. Die fehlende Debatte zu den vorliegenden Schadensdaten und der anzunehmenden, großen Dunkelziffer an Impfschäden hat das Vertrauen in den „Pieks" beeinträchtigt und den Streit zwischen den Lagern erheblich verschärft.

Als Arzt sehe ich mich verpflichtet, die notwendige ärztliche Sorgfalt gegenüber einer Impfung zu vertreten, die ja immer einen erheblichen bis lebensgefährlichen Eingriff in einen gesunden und erst recht in einen irgendwie erkrankten Menschen bedeutet. Ein verantwortliches Impfen beansprucht mindestens einen zwanzig- bis dreißigminütigen Arzt-Patienten-Kontakt, der allerdings durch die Verpflichtung an den Impfling, eine Aufklärungs- und Informationsschrift zur Kenntnis zu nehmen und durch Unterschrift zu bestätigen, deutlich verkürzt werden kann. Dann liegt die Informationsverantwortung beim Impfling. Dessen kognitive Fähigkeit, den Aufklärungsbogen zu verstehen, und die notwendige Zeit für die Lektüre müssen gegeben sein.

Neben der notwendigen Aufklärung über mögliche Impfkomplikationen und eventuelle Spätfolgen einer Impfung muss der Impfarzt auch den Impfanlass und das Impfmotiv erfragen und besprechen. Er muss klären, ob eine Impfung nach vorliegenden medizinischen Erkenntnissen notwendig, empfehlenswert, möglich oder nicht ratsam ist. Zu bedenken sind die reale Infektionsgefahr, z. B. in bestimmten Berufen oder Tätigkeiten oder bei Reisen, ebenso die eventuelle Infektiosität eines Keimes und die Gefährlichkeit einer eventuellen Erkrankung. Es sind der allgemeine Gesundheitszustand, der Immunstatus, das Alter, Vorerkrankungen, die Lebensweise zu bedenken, um abschätzen zu können, wie groß die Erkrankungsgefahr, der Impfnutzen oder Impfschaden in jedem Einzelfall sein könnte.

Impfen ist kein „Pieks“, den (fast) jeder selbst an sich vornehmen könnte – nahezu ein Wunder, dass dieser Vorschlag im aktuellen Kollektivwahn noch nicht politisch verordnet worden ist –, sondern Impfen ist eine verantwortungsvolle, ärztliche Leistung, die nur im Arzt-Patienten-Vertrauen unter aufgeklärten Bedingungen und bei absoluter Freiwilligkeit ethisch gerechtfertigt ist. Was aber aktuell geschieht, ist ein massenhafter Kunstfehler mit einer zu klärenden Haftpflicht der politischen Verordner und medizinischen Vollstrecker. Denn selbst die Impftechnik beim derzeitigen Massenimpfen oder Prämienimpfen scheint oft schwer fehlerhaft. Nach der Injektion müsste unbedingt „aspiriert“ (angesaugt) werden, um eine nicht statthafte Injektion in ein Blutgefäß auszuschließen. Bei den zigfachen Impfungen, die ich im Fernsehen gesehen habe, wurde kein einziges Mal aspiriert!

Tobias Hans, Ministerpräsident des Saarlandes, äußerte sich in der Talkshow von Anne Will am 21.11.2021 wie folgt: „Ich glaube, man muss in so einer Situation, wo es jetzt wirklich, um die Welle zu brechen, aufs Impfen ankommt, muss man alle Leute, die in der Lage sind zu impfen, auch zum Impfen bringen. Für mich heißt das auch Apotheken, die können auch Corona-Impfungen machen. Ich glaube auch, dass Tierärztinnen und Tierärzte impfen können, ich glaube auch, dass Zahnärztinnen und Zahnärzte impfen können. Wenn man eine Betäubung im Kopf verabreichen kann, kann man auch einen Impfstoff verabreichen." Bei solchen Statements erschrecke ich zwar über die absolute Unkenntnis der medizinischen Impfverantwortung, aber bin noch mehr entsetzt, welcher Macht wir ausgeliefert sind. Und ich frage mich, was weniger schlimm wäre: angstgetriggerte Politiker im Bedrohungswahn oder für eine politisch-ökonomische Weltveränderung gekaufte Politiker? Ganz ähnlich geht es mir, wenn allen Ernstes Politiker wie Herr Söder[16] oder Herr Lauterbach[17] öffentlich sagen, dass es

16 In der Talkshow von Anne Will am 08.11.2021 äußerte der bayrische Ministerpräsident Markus Söder: „Das Argument von Langzeitwirkungen der Impfung ist natürlich Unsinn. Es gibt eine Langzeitwirkung von Corona und von Covid, aber nicht vom Impfen."

17 In der ARD-Talkshow von Anne Will am 31.10.2021 antwortete Karl Lauterbach auf die Frage von Anne Will, ob er denn „sicher ausschließen" könne, dass „sich nicht in zehn Jahren so was wie eine Nebenwirkung zeige, eines Impfstoffes […], der relativ neuartig ist und sehr, sehr schnell entwickelt worden ist?" – Lauterbach: „Ja natürlich! Wenn es nicht so wäre, dann müsste ich ja jetzt etwas einräumen, was die Wissenschaftler dieser Welt, die Spezialisten, also in der Impfforschung alle sagen … wir können ausschließen, dass es eine langfristige Nebenwirkung gibt, die wir jetzt nicht kennen!"

keine Langzeitfolgen der Corona-Impfung gäbe. Wie dreist ist das, wenn man etwas als gesichert für die ferne Zukunft behauptet, also eine Prognose für lange Zeiträume stellt, obwohl man noch gar keine ausgedehnte Erfahrung mit den Vakzinen hat machen können?

Die Corona-Impfungen sind im höchsten Maße fragwürdig. Allein die nicht ausreichenden Daten für eine Zulassung mit den inzwischen bekannt gewordenen, zahlreichen Komplikationen und Todesfällen nach Impfung müssten zwingend ausreichen, die Anwendung dieser Impfstoffe zu verbieten. Auch die bittere Erfahrung – gegen alle vorherigen hoffnungsvollen Verheißungen –, dass die Impfung nicht sicher vor Erkrankung und Tod schützt, dass auch Geimpfte infektiös bleiben, müsste unter normalen demokratischen Umständen einen sofortigen Impfstopp bewirken. Aber es geschieht mit dem Boostern das Gegenteil: Von dem, was nicht ausreichend hilft, aber bedenklich schaden kann, vom Fragwürdigen also, soll noch mehr eingesetzt werden. Am auffälligsten aber für die Impfpolitik und am schädlichsten für die Gesellschaftssituation ist der Umstand, dass die Corona-Impfungen abnorm moralisch aufgeladen werden. Die Geimpften sind die „Guten", die Ungeimpften sind die unsolidarischen „Gefährder" und Pandemie-Antreiber, die schuld daran sind, dass Wirtschaft und Gesellschaft nicht wieder Tritt fassen. Dass in einem sich immer noch „demokratisch" nennenden Land Menschen, die nur ein selbstverständliches Grundrecht in Anspruch nehmen, so bedrängt, belastet, diffamiert und ausgegrenzt werden, das erinnert mich an dunkelste Zeiten in Deutschland. Wenn Ärzte sagen, dass sie Ungeimpfte nicht mehr behandeln oder dass diese als Erkrankte bei der stationären Aufnahme benachteiligt werden und als Krankenversicherte medizinische Kosten selbst tragen müssten, so ist das eine Form von medizinischem Klassismus.

Jeder Impfende, ob Arzt oder dazu berechtigte Pflegekraft, muss sich einer eventuellen strafrechtlichen Verantwortlichkeit für schwere Körperverletzung bewusstwerden, wenn er eine in ihrer Wirkungsweise noch nicht ausreichend geklärte und eine potentiell hoch gefährliche Substanz in den Menschen invasiv einbringt. Das Bürgerliche Gesetzbuch verlangt vor jeder „Durchführung einer medizinischen Maßnahme, insbesondere eines Eingriffs in den Körper oder die Gesundheit" (BGB §§ 630d, 630e) die Einwilligung und Aufklärung der zu behandelnden Person. Es versteht sich, dass die Einwilligung nicht erpresst sein darf.[18] Bei der Frage der Freiwilligkeit wäre im Impfgespräch zu klären, ob die Impfentscheidung Folge eines sozialen Druckes zur Erlangung von „Freiheiten", zur sozialen und kulturellen Anteilnahme ist oder auch durch Druck von Arbeitgebern mit Kündigungsdrohung oder moralischen Suggestionen der Verpflichtung zur „Solidarität" beeinflusst ist. In all diesen Fällen verbietet sich eine Impfung, da die Einwilligung indirekt erzwungen worden ist. Und natürlich muss jeder Impfende den Impfling ausführlich informieren, über die neuesten Erkenntnisse aufklären und das Nutzen-Risiko-Verhältnis ganz individuell im ärztlichen Gespräch abwägen. Es kann

18 „Die Aufklärung muß weiter den Nutzen der Impfung zutreffend schildern, nicht begründete Dramatisierungen einer unterbliebenen Schutzimpfung sind zu unterlassen. Darüber hinaus muß auf die möglichen Komplikationen eingegangen werden, die mit der Impfung verbunden sein können. Aus Gründen der Vorsicht ist zur Vermeidung eines ‚informatorischen Kunstfehlers' zu empfehlen, jegliche in der wissenschaftlichen Literatur berichtete Komplikation zu benennen." Julia Bütikofer, „Schutzimpfungen: Aufklärungspflicht aus juristischer Sicht", Deutsches Ärzteblatt 1997; 94: A-1794-1796 [Heft 26].

davon ausgegangen werden, dass dies z. B. in „Impfzentren“ oder bei „Impf-Partys“ nicht geleistet werden kann.

Ich habe von Hausärzten erfahren, dass es erheblich zugenommen habe, dass Menschen sich nur impfen lassen wollen, weil sie unter Druck gesetzt werden, sich unbedingt impfen zu lassen, da sie sonst ihren Arbeitsplatz verlören oder andere erhebliche soziale Nachteile zu befürchten hätten. Bei einer solchen Zwangslage ist Impfen als medizinischer Eingriff ein Kunstfehler und ethisch zwingend abzulehnen. Wer zumindest ein wenig von Psychodynamik und Psychosomatik versteht, der weiß, dass bei eigentlich nicht gewollten und medizinisch nicht zwingend notwendigen Eingriffen auch schwere psychogen bedingte Komplikationen zu erwarten sind. Jeder Arzt, der in dieser Weise bedrängte Menschen impft, macht sich schuldig und haftet für eventuelle Schäden, auch wenn der Impfling pro forma zugestimmt, aber eben auch seine Notlage dargestellt hat. Der Arzt ist im Vorgespräch natürlich zudem verpflichtet, eine solche prekäre Drucksituation zu erfragen und für die Impfentscheidung klärend zu besprechen.

Rechtlich gilt: „Je weniger dringlich sich der Eingriff in zeitlicher und sachlicher Hinsicht für den Patienten darstellt, desto weitergehend ist das Maß und der Genauigkeitsgrad der Aufklärungspflicht.“[19] Anders als etwa bei der zwingend gebotenen Operation eines akut vom Tode Bedrohten, bei der es ausreicht, den Patienten nur über die schwersten Risiken vorab zu informieren, ist bei einer – ja bloß vorbeugenden – Schutzimpfung „jede – auch relativ unwahrscheinliche – Eventualität aufklärungsbedürftig“[20]. Von diesen höchstrichterlichen Vor-

19 Ebd.

20 Ebd.

gaben ist die derzeitige Praxis weit entfernt. Die permanente Impfpropaganda, die damit geschürten Ängste, der Impfdruck bis Impfzwang, die weitgehende Verheimlichung der Impfkomplikationen und Todesfolgen, die Ausgrenzung und Benachteiligung von Ungeimpften, der hohe moralische Druck mit absurdesten Interpretationen (die Ungeimpften sind an allem schuld!), die irrtümlichen bis verlogenen Verheißungen über die Notwendigkeit, den Nutzen und die Vorteile der Impfungen – das alles ist ein Bombardement schwerster seelischer Belastungen und sozialer Bedrohungen, unter dem alle mehr oder weniger bisher kompensierten, abgelenkten und betäubten Folgen von Frühtraumatisierung ihrer Abwehr beraubt werden, weil alle bisherigen oft mühsam erworbenen Lebensleistungen vor einer imaginären paranoischen Virusgefahr versagen. Diese Gefahr bestünde bei einer realitätsgerecht vermittelten und wahrgenommenen Infektionsgefahr nicht. Bei mir stranden zunehmend Menschen, die unter der Last der ständig behaupteten übergroßen Gefahr eine tiefe Traurigkeit, Ohnmacht und Verlassenheit verspüren und sich ratlos und hilflos und handlungsunfähig erleben. Sie sind damit auch in ihrer Impfentscheidung schwer beeinträchtigt. Es ist eine wichtige psychotherapeutische Aufgabe, äußere und innere Realität und Irrealität zu erkennen und differenzieren zu helfen, um am Ende auch zu einer gut geprüften rationalen Impfentscheidung zu finden.

Die Angst-Impfung

Die propagandistisch aufgeblähte Corona-Angst hat zu einer bedenklichen Verschiebung der Angstbewältigungs-Bemühungen geführt. Die berechtigte angstgeladene Verunsicherung vor den neuen Corona-Impfstoffen wird medial bagatellisiert und individuell gerne verdrängt. Dass es nur eine bedingte Zulassung für diese Impfstoffe gibt, dass unmittelbare Nebenwirkungen und Komplikationen und vor allem Todesfälle infolge einer Impfung kein öffentliches Interesse erfahren und Langzeitfolgen überhaupt noch nicht beurteilt werden können, ist eine sehr auffällige Verleugnung. Eine „nur bedingte Zulassung" eines Arzneimittels bedeutet, dass bei einer schnellen bis sofortigen Verfügbarkeit des Impfstoffes im Sinne einer Kosten-Nutzen-Bilanz der Nutzen für die öffentliche Gesundheit die möglichen Risiken überwiegen soll. Allerdings bei noch nicht ausreichend gesicherten Daten, wobei mögliche Langzeitfolgen logischerweise völlig außer Acht gelassen werden müssen. Selbst als bekannt – aber öffentlich kaum verbreitet – wurde, dass die Impfstoffhersteller Verträge mit Regierungen abgeschlossen haben, in denen sie jede Haftung für Impfschädigungen ausschließen[21],

21 Dem New Yorker Pharmakonzern Pfizer und seinem deutschen Partnerunternehmen BioNTech soll der Abschluss solcher Verträge zumindest mit außereuropäischen Staaten gelungen sein. Ehden Biber, ein Experte für Informationssicherheit in London, veröffentlichte im Juli 2021 entsprechende (von albanischen Journalisten geleakte) Dokumente für Albanien und Brasilien via Twitter, wo sie umgehend gelöscht wurden. In Deutschland blieb die Presse stumm, in der Schweiz berichteten Zeitungen wie „Der Bund" und der Züricher „Tagesanzeiger" darüber. <https://www.tagesanzeiger.ch/pfizer-waelzt-risiken-auf-kaeufer-ab-grosse-unterschiede-bei-preisen-567658377087>.

hat das nur eine Minderheit zum Nachdenken gebracht. Es scheint so, als wenn massenpsychologisch eine Beruhigungs-Hypnose wirken würde:

- „Du bist ganz ruhig und entspannt!"
- „Die Impfung ist sicher, sie rettet dein Leben!"
- „Die Impfung ist Liebe!"
- „Die Impfung ist Freiheit!"
- „Die Impfung ist Solidarität!"
- „Mit der Impfung endet die Pandemie!"

Solche Suggestionen eines Heilsversprechens sind umso wirksamer, wenn zuvor durch ständiges Wiederholen in Worten, Bildern und Zahlen eine große Gefahr heraufbeschworen wurde. Es handelt sich also um eine Doppelsuggestion: dort das Phantombild einer unsichtbaren tödlichen Gefahr, die überall lauert, hier die erlösende Impfung. Diese Suggestion wird durch Zwangsmaßnahmen permanent konditioniert. Auch ihre Botschaften tragen den Doppelcharakter, sind einerseits beruhigend:

- wer Maske trägt, schützt sich vor einer Gefahr,
- wer Maske trägt, schützt andere vor einer Gefahr,

andererseits verstörend:

- wer Maske trägt, signalisiert eine Gefahr.

Jede Vorsichtsmaßnahme ist immer auch eine Angstbestätigung. Dieses Dilemma steckt wohl in jeder Corona-Maßregel:

- wer Abstand hält, Handschlag und Körperkontakt meidet, verringert die Gefahr, bekräftigt aber deren Bedrohlichkeit;
- Homeoffice und Homeschooling signalisieren eine Gefahr, sobald man die Wohnung verlässt;
- sozialer Rückzug fördert die Phantasie einer notwendigen Gefahrenabwehr;
- Quarantäne erzwingt die Akzeptanz einer Gefahr;
- ständiges Testen erzeugt mit dem zunächst immer wieder unsicheren Ergebnis eine seelische Labilisierung, praktisch als Angst- und Gefahrverstärkung;
- positive Testergebnisse, die noch nichts über Infektiosität und Erkrankung aussagen, bedienen eine irrationale Angst.

Die auf Katastrophe geeichte Gefahrenberichterstattung von der Corona-Front erzeugt ein allgemeines, alles übertönendes Angstrauschen, quasi als täglich wiederholte Suggestion für eine veritable Corona-Paranoia. Mit all diesen Maßnahmen, Verordnungen, Informationen, Empfehlungen und Zwängen ist eine Gefahrenkultur als ein Hypnoid installiert, das eine angstbetonte Bewusstseins-Einengung fördert und folgerichtig entsprechende Rettungswünsche produziert. Der Angstkomplex verhindert dabei eine vernunftgesteuerte und überprüfbare Differenzierung zwischen Illusion und Wirklichkeit.

Die unaufhörliche, medizinethisch völlig befreite Impfpropaganda mit einer bis ins Peinliche beschämenden Impfbelohnung (Freibier, Rabatte, Bratwurst, Geldprämie u. a.), aber vor allem die reale und moralisierende Bedrohung derer, die sich nicht impfen lassen möchten (Arbeitsplatzverlust, Versetzung, Karriereknick, Degradierung, soziale Ächtung bis Ausgrenzung), erzeugen auf der Grundlage einer systematisch gezüchteten Gefahren-Paranoia ein kollektives Rettungshypnoid. Dazu gehören dann das hypnotisch bedingte Verleugnen der Impfrisiken und ihre vielfachen Folgen, erst recht das Ausblenden bereits bekannt gewordener schwerer Komplikationen und Todesfälle. Vor- oder Nachteile im gesellschaftlichen Leben danach zu bemessen, welchen Impfstatus jemand hat, ist ein politisch gewollter und geförderter Verstoß gegen die demokratische Ordnung. Das hat die gesellschaftliche Spaltung enorm vertieft und bedroht den sozialen Frieden.

Mit der unsäglichen Moralkeule, dass Ungeimpfte unsolidarisch seien, und mit ihrem Ausschluss als „Bedroher“ und „Gefährder“ durch 2G-Verordnungen aus der Gemeinschaft wird soziale Apartheid hergestellt. Da hilft nur noch Satire.

Internet-Fund: „Die Geschützten müssen sich vor den Ungeschützten schützen, indem die Ungeschützten denselben Schutz annehmen sollen, der die Geschützten nicht schützt!“

Corona-Impfwillige und Impfverweigerer

Unter der Corona-Politik hat der täglich geschürte Angstkomplex in zunehmendem Maße die Impfentscheidung beeinflusst und zur feindseligen Spaltung gegen Ungeimpfte beigetragen. Angst spielt bei den Impfwilligen wie bei den Impfunwilligen eine wichtige Rolle. Noch nie war Impfung so politisch, ideologisch und moralisch aufgeladen. Noch nie gab es einen solchen Druck, der schon einem Zwang gleicht, sich impfen zu lassen. Noch nie wurde Impfen so verantwortungslos aus der medizinischen Entscheidung herausgelöst. Noch nie gab es peinlichste, beschämendste „Leckerli" fürs Impfen und eine verfassungswidrige Benachteiligungen von Nicht-Geimpften. Es ist eine Impf-Apartheid erzeugt worden. Und das in einer Zeit, in der endlich und nachhaltig jede Form von Rassismus sanktioniert wird. Der Umgang mit der Covid-Impfung trägt wesentlich zu einer Verstörung der ganzen Gesellschaft bei und spaltet Familien, Freunde und Kollegen. Die Impfpropaganda trägt dazu bei, dass Angst in Hass verwandelt wird. Das Impf-Diktat führt zu erheblichen Einschränkungen und Verlusten des sozialen Lebens in Freizeit und Kultur und ist eine Bedrohung für den Lebensunterhalt, für die Arbeit und die Bildung. Noch nie hat eine Impfung eine Gesellschaft so belastend zersetzt.

Aus therapeutischen und beratenden Kontakten mit Geimpften und Ungeimpften, aus Zwiegesprächen beider Seiten und aus Workshops zur Angstbewältigung, aus Informationen von Kollegen und Kolleginnen und öffentlichen Berichten kann ich individuelle Impfentscheidungen gemäß der Frühtraumatisierungsängste differenzieren:

Entscheidungen für und gegen die Corona-Impfung

A. Impfwillige

1. Die Vertrauenden: Am Beginn der Impfkampagne haben sich viele Menschen wie selbstverständlich und gewohnheitsmäßig, ohne größere Fragen und Bedenken impfen lassen. In ihrer Lebensgeschichte ist Impfen von Kindheit an selbstverständlich, sie sind in der Regel vielfach geimpft – gegen Pocken, Kinderlähmung, Masern, Röteln, Mumps, Keuchhusten, Diphtherie, Hepatitis, Tuberkulose. Sie kennen Reiseimpfungen als Schutz vor gefährlichen Infektionen mit Tropenkrankheiten. Viele haben sich auch regelmäßig gegen Grippe impfen lassen.

Für die Impfentscheidung waren Vertrauen in die Impfempfehlungen und die bisherigen guten Erfahrungen ausschlaggebend. Die Selbstverständlichkeit und Gewohnheit haben keine Frühängste aktiviert. Die bedenkenlose Selbstverständlichkeit bröckelte, als die Diskussion über den neuartigen Impfstoff Fahrt aufnahm.

2. Die Naiven, die Gläubigen: Sie sind praktisch eine zugespitzte Form der Vertrauenden. Bei den Vertrauenden dominieren die Gewohnheit, Selbstverständlichkeit und gute Erfahrungen – praktisch als gesündeste Form der Impfwilligkeit. Bei den Naiven spielen schon Unsicherheit und Abhängigkeit eine wichtige Rolle, als Gläubige neigen sie zum Obrigkeitsdenken. Ihre

Ängste aus früher Unsicherheit und Abhängigkeit („Autonomieangst“) lassen immer Wünsche nach Führung und Rettung entstehen. Auf sie wirkt Impfpropaganda wie eine sehr erfolgreiche suggestive Werbung. Ich würde vermuten – das wäre eine Untersuchung wert –, dass bei ihnen am wenigsten Nebenwirkungen und Komplikationen durch die Impfung auftreten.

3. Die Unsicheren: Sie spüren sehr wohl die Widersprüchlichkeit der Maßnahmen, Anordnungen und Verheißungen und teilen die verbreitete Ratlosigkeit, Hoffnungslosigkeit, Ziellosigkeit und die Unklarheit, um was es wirklich geht. Aber das weckt bei ihnen keine Ablehnung der Impfung. Vielmehr wird eine starke Verunsicherungs- und Bedrohungsangst aktiviert, die nach Sicherheit strebt und schreit. Und wenn die Impfung als die einzige Sicherheit behauptet wird, spricht alles dafür, dass sich Unsichere mit großer Erleichterung impfen lassen.

4. Die Bequemen: Das sind alle diejenigen, die keinen Stress wollen, keinen Druck mögen (keine Aufforderung, Ermahnung, keine Vorwürfe oder moralische Anklagen). Schon die in der Kindheit früh erfahrene Abwertung und Ablehnung haben sie als Stress erlitten und nicht gut aushalten können. Sie wollen in Frieden gelassen werden. Bereits ein regelmäßiges Testen ist ihnen so unbequem (selbst wenn es kostenfrei ist), dass sie die Impfung vorziehen, um ihre Ruhe zu haben.

5. Die Pragmatischen: Sie sind den Bequemen ähnlich, doch weniger strukturell schwach. Wo bei den Entscheidungen der Bequemen die früh angelegte Entwicklungs-, Autonomie- oder Verantwortungsangst mitspielt, lassen sich die Pragmatischen mehr von Berechnung leiten – keine Nachteile erfahren wollen, alle Vorteile mitnehmen! Sie wollen wie bisher uneingeschränkt reisen, an Veranstaltungen jeder Art teilnehmen, bei der Arbeit keine Nachteile erfahren. Sie brauchen fürs Impfen keine besondere Aufforderung oder moralische Ermahnung, sie handeln – simpel egoistisch oder zur Abwehr realer Nachteile – ohne größere Bedenken. Sie lassen dann auch keine Zweifel zu, lehnen impfnegative Informationen ab – sie wollen vor allem ohne Einschränkungen leben oder sozialer Bedrohung ausweichen, so gut es halt geht. Eine solche pragmatische Grundhaltung ist häufiger mit der frühen narzisstischen Problematik erlebter Liebesverlustangst verbunden.

6. Die Angepassten: Bei ihnen spielen durch die geschürte Panik frühe Ängste eine große Rolle. Vor allem Autonomieangst, Autoritätsangst, Verantwortungsangst sind die tieferen seelischen Antreiber, sich impfen zu lassen. Die Handlung erfolgt, weil sie gefordert und praktisch von allen Autoritäten gutgeheißen wird. Lieber Lob als Tadel ernten! Die Stärke der Impfpropaganda und die Nachteilserfahrungen lassen selbst weniger Angepasste schwach werden. Sie sind dann meistens Opfer der massenpsychologischen Verlockung, dazuzugehören und vor allem, nicht ausgeschlossen zu werden.

7. Die Angstgetriggerten: Angst spielt bei den Impfwilligen eine entscheidende Rolle. Ich weise in diesem Buch darauf hin, dass ein Angstkomplex entstanden ist, in dem die reale Infektions- und Erkrankungsangst permanent politisch-medial übertrieben wird und damit alle verdrängten individuellen Ängste aus früher Selbstentfremdung getriggert werden, diese aber infolge schwerwiegender gesellschaftlicher Einschränkungen der freien Entfaltung und der freien Meinungsäußerung keine beruhigende Kompensation mehr finden. Wollte man in einer Gesellschaftskrise ein angstvoll-verunsichertes Volk unter Kontrolle halten, wäre die Erfindung einer Pandemie der erfolgreichste Weg. Denn Angst lähmt das Denken, befördert Abhängigkeit und ersehnt Rettung und Erlösung. Die Angstprojektion auf ein Virus sammelt alle frühen Ängste auf:

- die Bedrohungsangst: ständige Bedrohung durch einen unsichtbaren Feind (das Virus) und durch jeden Menschen; Maske, Abstand, Hygiene signalisieren und symbolisieren eine ständige Gefahr;
- die Besetzungsangst mit der Überzeugung, unser Land, die Welt sei von einem Virus besetzt;
- die Liebesverlustangst: Ich muss mich anstrengen und alles tun, um den Feind zu besiegen;
- die Autonomieangst: Nur wenn ich befolge, was von mir erwartet wird (z. B. sich impfen zu lassen), werde ich akzeptiert;
- die Autoritätsangst: Ich muss gehorchen und mich allen Maßnahmen unterwerfen;
- die Verantwortungsangst: Ich darf nicht widersprechen, ich kann eigene Gedanken und Wege nicht verantworten;
- die Vernachlässigungsangst: Es kümmert sich keiner um mich, also lasse ich mich einfach mitnehmen;
- die Versagensangst: Ich muss alles tun und noch mehr, dass ich gerettet werde.

Mit dem Virus wird Angst übertrieben geschürt. Und die allgemeine Virus-Angst frisst dann alle ganz persönlichen Ängste und lenkt von den berechtigten Zukunftsängsten und von politischem Versagen ab.

8. Die Moralisten: Die Covid-Impfkampagne hat einige Menschen dazu verführt, ihren Gehorsam aus Frühängsten in moralisierende Angriffe gegen Ungehorsame zu verwandeln. Angst ist eine der häufigsten Ursachen für Aggression (Angriff oder Flucht bei Angst!). Wer früh zum Gehorsam, zur Unterwerfung gezwungen oder verführt worden ist, wird immer mit Empörung, Wut und Hass auf die Verletzung seiner Würde reagieren. Musste er alle Aggressionen zurückhalten, so ist der entstehende Gefühlsstau zu gegebener Zeit der Springbrunnen für die Moral der „Gutmenschen", die zur Kompensation ihrer beschämenden Selbstentfremdung Dinge vertreten, die oberflächlich betrachtet gut und richtig erscheinen (z. B. „impfen lassen aus Solidarität"). Die Affektladung solcher Positionen zeigt sich in der Konfrontation mit Andersdenkenden, wenn jene Wohlmeinenden mit moralischen Argumenten ihren aufgestauten Hass abreagieren. Moral kann hilfreich sein, Moralisten sind es nie. Moralisieren ist wie süßes Gift, es lähmt den Disput und untergräbt Demokratie.

In der Medizinethik gibt es zwei oberste Prinzipien:

- das Verbot zu schaden *(primum non nocere),*
- das Recht auf Selbstbestimmung der Patienten.

Mit Impfstoffen, bei denen erhebliche Komplikationen und Spätfolgen nicht ausgeschlossen sind, kann das Schadensverbot nicht eingehalten werden. Und eine Impfpflicht verletzt strafrechtlich relevant das Selbstbestimmungsrecht des Menschen. Eine Impfpflicht gegen Corona richtet sich gegen die

Selbstbestimmung und Würde des Menschen. Davon abgesehen sind nicht einmal die medizinischen Gründe überzeugend. Denn eine COVID-19-Infektion führt nicht zwingend zu einer schweren oder tödlichen Erkrankung und die neuen Impfstoffe bieten keinen sicheren Infektionsschutz, sind vielmehr für jeden Impfling immer auch eine Gesundheitsgefahr. Hier darf ethisch nur Freiwilligkeit ohne jeden moralischen Druck die Entscheidung des Einzelnen bestimmen, und er muss unter gewissenhafter Abwägung von Pro und Contra ausführlich aufgeklärt werden.

9. Die Fanatischen: Sie verstehen Impfen als ein Herrschaftsmittel („Wir impfen Euch alle!") und verlangen selbstverständlich Gehorsam und Unterwerfung unter die angebliche Impfnotwendigkeit. Sie pflegen damit einen nahezu fanatischen Mechanismus der Angstabwehr, wie er aus Frühbedrohung bekannt ist. Eine solche frühe und damit existenzielle Lebensbedrohung erklärt die nahezu wahnhafte Überzeugung an die Rettungskraft einer Impfung. Die Fanatischen zählen deshalb auch zu den unbedingten Befürwortern einer Impfpflicht. Zweifel werden geleugnet und tabuisiert, Kritiker geächtet und aus der Diskussion ausgegrenzt.

10. Die Verzweifelten: Die Impfzustimmung aus Verzweiflung ist erst im Verlauf des Pandemie-Wahns entstanden. Die Verzweifelten sind Opfer einer politisch-moralischen Erpressung. Sie haben sich lange Zeit auf die allseitig gepflegte Lüge verlassen, dass es keine Impfpflicht geben würde und eine solche auch verfassungsrechtlich gar nicht möglich sei. So gesehen sind sie auch Opfer ihrer Gutgläubigkeit gegenüber der politischen Führung. Wer sich nur ein wenig eigenständiges

Denken bewahrt hat, dem war schnell klar geworden, dass bei der irrealen und überzogenen Bekämpfung der Corona-Pandemie mit einer auffälligen Impfpropaganda die Pläne für eine allgemeine Impfpflicht immer konkretere Gestalt annehmen werden – praktisch als das suchtartige Steigerungs-Symptom einer illusionären Rettung.

Die, die sich bis heute aus Verzweiflung haben impfen lassen, wider besseres Wissen um die Fragwürdigkeit eines Impferfolges und um die Risiken einer Impfung, hatten zumeist darauf vertraut, dass es keine Impfpflicht geben würde, mussten dann aber begreifen, dass sie ungeimpft praktisch vom normalen sozialen Leben und auch weitgehend vom Berufsleben ausgegrenzt werden und darüber hinaus eine moralische Ächtung erfahren. Einer solchen Erpressung konnten sie nicht mehr widerstehen, nicht nur aus psychischer Unsicherheit, sondern aus ganz realer, schwerwiegender Bedrohung und Benachteiligung. Dies war bis vor Kurzem undenkbar in einer Gesellschaft, die sich freiheitlichen Grundrechten, einem Minderheitenschutz und Antirassismus zumindest proklamatorisch verpflichtet hatte.

Eine Impfentscheidung aus Verzweiflung ist ein psychisches Gemisch aus Ohnmacht, Resignation, Widerwille, Empörung, Angst und Selbstverachtung. Das ist ein hoher Preis, der sich in psychischer und psychosomatischer Symptomatik zum Ausdruck bringt. Das „normale" Leben, das man sich damit erkauft, ist in der seelischen Tiefe kein befreites, sondern ein vergiftetes Leben.

B. Impfunwillige

Es ist ein bezeichnendes Abbild der inzwischen eingeschränkten Meinungsfreiheit in einer zerstörten Demokratie, dass es fast jeder für notwendig hält zu betonen, dass er überhaupt kein Impfgegner und selbst mehrfach geimpft sei, um es überhaupt noch wagen zu dürfen, etwas Kritisches gegen die Corona-Impfung vorzubringen.

Die Impfentscheidung ist längst keine medizinische Frage mehr – obwohl sie einzig und allein nur dort beantwortet werden kann –, sondern sie wird politisch gefordert, durch mediale Propaganda verfälscht und in sozialen Kontakten moralisch überladen. Es gibt keine freie Impfentscheidung mehr! Da hilft auch die bisherige Beteuerung nicht, dass es keine Impfpflicht geben könne. Die allseitige Impfforderung, Impfverführung, Impfnötigung ist sehr geeignet, gesunden und notwendigen Widerstand zu aktivieren und leider auch eine Verweigerung aus angetriggerten Frühängsten zu provozieren.

1. Die Realitätsgerechten: Die stärkste Gruppe der Ungeimpften, deren Angehörige ich auch für die Gesündesten halte, bilden vor allem die breit informierten.[22] Sie interessieren sich für Impfungen, Impfwirkungen und Impffolgen. Sie wissen um

---

22 Die von der Universität Erfurt koordinierte Cosmo-Studie fragt seit Pandemiebeginn Einstellungen zur Covid-Impfung ab. Aus ihrer Erhebung zum Themenpunkt 8.23, Informationsflut (Stand: 15.06.2021), ist ersichtlich, dass Ungeimpfte eine stärkere Informationsbereitschaft als Geimpfte haben. Negativ ausgedrückt: Geimpfte fühlen sich von den Informationen eher mehr überfordert (zu 47 %, Ungeimpfte zu 40 %) und meiden neue Informationen stärker als Ungeimpfte (64 % vs. 55 %). <https://projekte.uni-erfurt.de/cosmo2020/web/topic/impfung/10-impfungen/#medien-und-impfbereitschaft-stand-15.06.21>. Zuletzt abgerufen am 20.02.2022.

die Unklarheiten und Bedenken gegenüber neuen und nur bedingt zugelassenen Impfstoffen. Sie informieren sich ständig über die Impfkomplikationen und die Zahlen möglicher Todesopfer. Sie verfolgen kritisch die Impfpropaganda, leiden unter der Massenmanipulation und den irrealen Verheißungen. Sie reflektieren mögliche politische, ideologische und ökonomische Interessen bezogen auf die Impfkampagne. So gelangen sie zu einer individuellen Nutzen-Risiko-Entscheidung: Wie groß ist die individuelle Gefahr unter Bewertung des Alters, des Gesundheitszustandes, von Vorerkrankungen und der Einschätzung der eigenen Immunsituation? Sie sind vernunftgesteuert, emotional relativ stabil und angstkontrolliert. Sie sind wenig frühtraumatisiert oder haben die Folgen ihrer Frühstörung therapeutisch regulieren gelernt.

2. Die prinzipiellen Impfgegner: Es gibt die deutlich kleinere Gruppe der grundsätzlichen Impfgegner. Auch da finden sich gut informierte Experten, mit denen zu reden und zu diskutieren sich lohnt. Man erfährt von kaum bekannten – und öffentlich schon gar nicht diskutierten – kollektiven Fehleinschätzungen, schwersten Impfkatastrophen, von Irrtümern und Lügen, von Lobbyismus und Korruption und riesigen Profiten der Pharmaindustrie. Obwohl manche Argumente überzeugend und belegt sind, mag mitunter auch Fanatismus persönlichkeitsbedingt eine Rolle spielen. Es kann ein narzisstisches Protestbedürfnis sein, über ein spezielles und oft mühsam erarbeitetes Wissen eine Kompetenz mutig zu vertreten, um die Schmach früher Abwertung zu lindern. Dies ist ein bekanntes Verhalten als Folge narzisstischer Liebesverlustangst: Man beweist durch besondere Leistungen den eigenen (ehemals nicht zugestandenen) Wert und sorgt zugleich (unbewusst) dafür, dass man eben wieder nicht „geliebt", sondern angegriffen und abgewertet wird, wie man es schon kennt.

Bei absoluten Impfgegnern mögen auch Bedrohungs- und Besetzungsängste aus Frühtraumatisierung eine Rolle spielen, die vor allem bei den Corona-Impfungen durch einen abnormen Impfdruck ausgelöst werden.

Impfgegner sind oft die Omegas einer Gesellschaft, weil ihre pauschale Kritik ja auch die berechtigten großen Impferfolge infrage stellt. Wie immer sollten Omegas der Gruppendynamik nicht verachtet und ausgeschlossen werden, sondern beachtet und zur kritischen Diskussion eingeladen werden. Wovor müssen denn Impffreunde Angst haben?

3. Die Aktivisten: Die Einschätzung, dass es bei den Corona-Impfungen nicht vorrangig um Gesundheitsschutz geht, sondern politische und ökonomische Ziele eine wesentliche – vermutlich sogar die entscheidende – Rolle spielen, versetzt praktisch alle Frühängste in Alarmzustand: die Bedrohungsangst durch Impfung, die Besetzungsangst durch politische Diktate, die Kränkungsangst durch Verlust von selbstverständlichen Rechten. Auch die Angst vor Ablehnung bis Verfolgung bei Eigenständigkeit, verweigertem Gehorsam und fehlender Bereitschaft zur Unterwerfung lebt auf. So provozieren unlogische gesundheitspolitische Entscheidungen, widersprüchliche Maßnahmen, verlogene Argumente, spürbare Heuchelei, unerträglicher und missbräuchlicher Machtnarzissmus und vor allem ein Impfdruck mit nicht ausreichend sicheren Impfstoffen einen berechtigten Protest und Widerstand, dessen Mut und Kraft auch aus transformierten Frühängsten erwächst und der zugleich auch die gefährliche Bereitschaft nähren kann, sich selbst zu gefährden und die politisch gewollte – auf „Geschwisterkrieg" orientierte – Spaltung unfreiwillig zu bedienen.

In einer gesunden, demokratischen Gesellschaft wäre es selbstverständlich, jeder Position – auch eventuell überzogenen Einstellungen – Beachtung zu schenken und durch einen offenen Disput Realitätsverzerrungen zu erkennen und regulieren zu lernen. Die mir bekannt gewordenen „Aktivisten" halte ich für ausgesprochen gesund und deshalb auch mutig genug, Protest und Kritik realitätsgerecht zu wagen.

4. Die Desinteressierten: Es sind zumeist Menschen aus Verhältnissen mit frühem Fürsorgemangel, fehlender Förderung und Forderung, wie es typisch bei der Vaterflucht-Störung ist. Menschen, die sich ziellos treiben lassen, keinen Bock auf nichts haben, denen alles egal ist. Sie verspüren keinen besonderen Antrieb, sehen kein Ziel, keine Pflicht, wollen keine besondere Anstrengung, keine Verantwortung tragen, weder für sich selbst noch für andere, schon gar nicht für eine soziale Gemeinschaft, wenn sie als Kinder familiäre Gemeinschaft nie kennengelernt haben. Alles ist irgendwie gleichgültig, aber immer mit einer Tendenz zu Missmut, Vorwurf und Verstimmung belastet. Sie könnten Impfling werden, wenn ihnen dafür unerwartet ein Bier oder eine Bratwurst geboten wird, und sich dabei auch einfach ohne Nachdenken impfen lassen („ist sowieso alles scheiße"). Aber nach meiner Beobachtung dürfte dieser Fall eher selten eintreten. In ihrer Lebensabwehr, Passivität und Bequemlichkeit sind die Desinteressierten eher genervt als geködert, wenn sie Maßnahmen und Impfpropaganda ausgesetzt werden. Ihre Vernachlässigungswut richtet sich dann gegen den plötzlichen staatlichen („väterlichen") Druck, der schnell als verlogen und falsch identifiziert wird.

5. Die Gekränkten: Der sehr auffällige Impfdruck löst bei manchen Menschen einen Trotz aus, mit dem sie sich schon in ihrer Kindheit ungerechter Eltern- oder Lehrermacht schützend entzogen haben. Da Widerspruch keinen Sinn machte, Diskussionen oft sogar durch Strafen mit Gewalt verhindert wurden, blieb dem Kind meistens nur die trotzige Verweigerung, der Rückzug, das Schweigen oder eine akute Symptomatik, um die als ungerecht erlebte Macht zu bestrafen. Die Impfkampagne erfüllt im höchsten Maß die Bedingungen Einschüchterung, Bedrohung, Ohnmacht, Hilflosigkeit, so dass alle Frühängste der Bedrohung, Besetzung, der Abwertung und Kränkung aktiviert werden. Mit dem Impfdruck erleben Betroffene ihre Existenz, ihre Würde als infrage gestellt. „Nur über meine Leiche" ist dann der Schlachtruf der Verteidigung. Die schwer Gekränkten sind dann auch sehr bemüht, alle Schwächen der Impfstoffe, alle Lügen und Realitätsverzerrungen aufzuspüren, die ihnen die brutale Ungerechtigkeit der Impfpropaganda demonstrieren. Und mit größtem Entsetzen wird die schwerste Verletzung des Rechts auf Selbstbestimmung und körperliche Unversehrtheit durch eine Impfpflicht konstatiert. Das reale Diktat vermischt sich mit den nachhaltig erlebten Ungerechtigkeiten in der eigenen Lebensgeschichte.

Konflikte bei der Impfentscheidung

Der politische Impfdruck, eine mediale Impfpropaganda und eine moralische Impfverpflichtung bedeuten für jeden Menschen ein Stresspotential mit einem oft erheblichen Konflikt, der dominierenden öffentlichen Meinung folgen zu wollen und doch auch erhebliche Widerstände zu verspüren. Die Konflikte bewegen sich dann ganz im Allgemeinen zwischen

- gefühltem Impfwunsch und Bedenken dagegen,
- erlebtem Impfzwang und Widerstand dagegen,
- akzeptierter Impfpflicht und Skrupel deshalb,
- bewusstem Impfwiderstand und doch Infektionsangst,
- erlebter Impfunsicherheit und gewünschter Klarheit,
- empörter Impfverweigerung und befürchteter Bestrafung.

Wenn Menschen die Impfentscheidung als unlösbaren Konflikt erleiden, schlage ich vor, die Sachargumentation für oder wider eine Impfung, die sich im individuellen Verständnis in etwa die Waage hält, zu verlassen und nach tieferen psychosozialen Motiven zu forschen. Das gelingt am besten, wenn die oberflächlichen Argumente hinterfragt werden und dabei von der Symptomebene weg zu einer Antwort auf Motiv- und Strukturebene geforscht wird. Die Erkenntnis, dass verdrängte lebensgeschichtliche Gründe die Impfentscheidung wesentlich beeinflussen können, hilft oft sehr, zu einer individuellen stimmigeren Einstellung zu finden.

Nachfolgend einige Beispiele für eine solche vertiefende Erkenntnisarbeit als Hilfe zum Konfliktverständnis für eine „geerdete" Impfentscheidung, unabhängig vom äußeren Druck. Dabei hilft vor allem die Erkenntnis auf Strukturebene der Persönlichkeit, sich klar für oder gegen eine Impfung zu entscheiden:

1. Beispiel

Symptomebene: „Ich lasse mich impfen, weil ich mich schützen will."

Motivebene: „Ich brauche Schutz, weil ich ein unsicherer Mensch bin."

Strukturebene: „Bei meiner grundsätzlichen Unsicherheit brauche ich äußere Vorgaben, Gebote, Verbote, die mir Halt vermitteln."

Diese Menschen werden sich dankbar und begeistert impfen lassen, ohne kritisch reflektieren zu wollen, was die Impfung wirklich bringt oder schadet. Also haben sie doch gar keinen Stress, könnte man vermuten. Aber das Hauptproblem entsteht dadurch, dass sie die Impfung wie eine Droge nehmen, um die eigentliche Lebensunsicherheit zu überdecken und psychosoziale Reifeprozesse zu verhindern.

2. Beispiel

Symptomebene: „Ich lasse mich gerne impfen, weil ich andere schützen will."

Motivebene: „Ich habe nie lernen dürfen, an mich selbst zu denken."

Strukturebene: „Nur mit Altruismus kann ich meine Selbstwertproblematik beruhigen und Ablehnung vermeiden (mitunter eine lebensbedrohliche Ablehnung)."

Diese Menschen stecken voller Kränkungswut, weil sie nie um ihrer selbst willen angenommen wurden. So werden sie auch die Impfung wie eine Überlebensstrategie erleben und mit vollem Unverständnis bis Empörung auf alle Impfverweigerer reagieren. Sie heizen den Hass auf Ungeimpfte besonders moralisierend an und fordern „Solidarität", um die eigene Unfreiheit nicht spüren zu müssen.

3. Beispiel
Symptomebene: „Ich lasse mich impfen, zwar nicht gern, möchte aber auch nicht ausgeschlossen werden."
Motivebene: „Ich halte es nicht aus, sozial ausgeschlossen zu werden."
Strukturebene: „Wenn ich mich als ausgeschlossen erfahre, bin ich niemand mehr. Ohne sozialen Anschluss kann ich nicht leben."

Nicht autonome, abhängige Menschen gibt es sehr viele. Als angepasste Mitläufer konnten sie immer ihre Strukturschwäche übersehen und im „Hurra-Rufen" ihren Ersatzhalt finden. Das „Hurra" reicht von einfacher Zustimmung in jeder sozialen Gemeinschaft (bloß nicht widersprechen!) über bedenkenloses Mitmach-Impfen bis zu – die deutsche Geschichte hat es gezeigt – begeisterter Zustimmung für Krieg, Völkermord und Verbrechen. Es ist nur eine Frage des dominierenden Anlehnungsbedürfnisses[23] oder Zwanges und keine inhaltliche Frage, die das Mitläuferverhalten bestimmt.

4. Beispiel

Symptomebene: „Ich lasse mich impfen und fordere eine Impfpflicht für alle."
Motivebene: „Ich kenne es gar nicht anders, als zu gehorchen. Nur autoritäre Verhältnisse geben mir Sicherheit."
Strukturebene: „Ich weiß nicht wirklich, wer ich bin. Wenn ich eigene Bedürfnisse gezeigt habe, wurde ich beschimpft oder ausgelacht, wenn ich mal meinen Willen behaupten wollte, wurde ich bestraft."

Man möchte es nicht glauben, wie viele Menschen unter „demokratischen" Verhältnissen doch noch Opfer autoritärer Macht geblieben sind. Auch ohne körperliche Züchtigung und verbale Gewalt wird heute noch der Autoritarismus in die Seelen gepflanzt. Erzieherische Sprüche wie

„Du sollst es mal besser haben!"
„Gib alles, leiste was, setz dich durch, damit du bestehen kannst."
„Wir mögen dich nur, wenn du unsere Erwartungen erfüllst!"
„Wir feiern deine Erfolge." u. v. a.

23 So formulierte schon Wilhelm Reich: „Je hilfloser das Massenindividuum aufgrund seiner Erziehung in Wirklichkeit ist, […] desto mehr verkleidet sich das kindliche Anlehnungsbedürfnis in die Form des Sich-mit-dem-Führer-eins-Fühlens." In: W. Reich, „Die Massenpsychologie des Faschismus", 1933, S. 98.

sind manipulative Autoritarismen. Sie lenken den Angesprochenen dergestalt, dass nur gelebt wird, was erwünscht und gefordert ist. Das geprügelte Kind hat Unrecht unmittelbar erfahren, das manipulierte Kind wähnt sich bei Unterwerfung „in Liebe". Die Illusion ist tragisch, der Fanatismus ist weitergegebene Gewalt. Wenn alle kritiklos gehorchen würden, wäre der eigene Untertanengeist nicht mehr erkennbar. Solcherart Geimpfte sind eine große Gefahr für den sozialen Frieden, da sie sich kritiklos für Impfpflicht und Impfzwang engagieren und damit die Spaltung der Gesellschaft fördern.

5. Beispiel

Symptomebene: „Ich lasse mich nicht impfen, schon gar nicht unter Zwang und Druck."

Motivebene: „Ich bin es gewohnt, über mein Leben selbst zu bestimmen und alle politischen Maßnahmen sehr kritisch zu prüfen."

Strukturebene: „Autonomie, kritische Selbstreflexion und Selbstgewissheit sind die Grundlagen meines Lebens. Wer dies okkupieren will, zerstört mein Leben!"

Der autonome, demokratische Mensch muss unter allen nicht sicher begründeten Maßnahmen leiden und sie als einen schweren Eingriff in die persönliche Würde erleben. Wenn eine erreichte Unabhängigkeit das Ergebnis einer langen Auseinandersetzung mit schwerwiegenden Erziehungsfehlern und Beziehungsdefiziten in der frühen Entwicklungsgeschichte ist, dann kann eine aktuelle Impfnötigung die Frühtraumatisierung wieder beleben und größte Empörung auslösen. Bezeichnenderweise ist eine große Zahl von Psychotherapie-Patienten, die ihre frühe Traumatisierung erkannt und halbwegs verarbeitet haben, bereit, für die erworbene Unabhängigkeit und Freiheit zu kämpfen.

6. Beispiel

Symptomebene: „Ich lasse mich nicht impfen, weil ich mich gegen die permanente Einschüchterung wehren muss."

Motivebene: „Ich wurde von Anfang an bedroht und eingeschüchtert und habe mich schützen lernen müssen."

Strukturebene: „Wann immer ich mich nicht geschützt habe, war ich als Persönlichkeit verloren." – „Ich schütze mich vor Übergriffen, also bin ich!"

Unwissende, empathielose, machtbesessene Politiker ahnen nicht, welchen Proteststurm sie mit Impfdruck bis Impfpflicht auslösen. Und wer aus sozialen Gründen dem nicht mehr widerstehen kann, der wird einerseits mit erheblichen Impfkomplikationen rechnen müssen und andererseits auf Befreiung vom Terror hoffen. Eine Unterwerfung wider Willen macht krank und schürt offenen und heimlichen Protest. Politische Daumenschrauben sind ein sicherer Weg zu revolutionären Unruhen – früher oder später!

7. Beispiel

Symptomebene: „Ich lasse mich nicht impfen, weil es keine gesicherten Angaben gibt und der kritische Streit untersagt wird."

Motivebene: „Ich bin von früh auf belogen und betrogen worden und konnte niemandem glauben."

Strukturebene: „Vorsicht und Misstrauen waren zum Überleben notwendig, um im Dickicht von Lüge, Heuchelei und Betrug mich selbst nicht zu verlieren und in Würde zu bleiben."

Aufgrund der frühen Erfahrungen von Lüge und Betrug durch Eltern, Erzieher und Erzieherinnen, Lehrer und Lehrerinnen, die selten die Wahrheit sprachen, sondern für ihren Machterhalt und zur Verleugnung des eigenen falschen Lebens Falsches behaupteten, können diese Menschen nicht mehr vertrauen. Ein zentraler Vertrauensbruch ist weit verbreitet und wird von außen selten erkannt: „Ich handele doch aus Liebe zu dir, für dein Wohlergehen, für deine Zukunft!" – aber das Kind erlebt nur Manipulation, Heuchelei, ein Wohlergehen der Mächtigen. Dieser Widerspruch wird fast nie aufgedeckt, weil schon eine kritische Nachfrage als Undankbarkeit abgeschmettert wird. Dieses früh „verimpfte" Misstrauen ist natürlich eine schwere Last für alle sozialen Kontakte, andererseits aber auch ein sensibler Schutz vor schlechten Menschen, bösen Absichten und falschen Verheißungen. Die Betroffenen leiden auch an dem ständig gesteigerten Irrwitz der Anti-Corona-Maßnahmen, und sie sind erstaunt bis erschrocken, was sich andere Menschen als Schutzmaßnahmen und aus Gründen der Solidarität einreden lassen: auf Grundrechte verzichten, Abstand halten, Kontakt vermeiden, sich nicht mehr berühren, Maske tragen – anfangs nur ein Tuch, dann OP-Masken, dann Arbeitsschutzmasken, die zu tragen bereits nach kurzer Zeit mit Sicherheit schädliche Folgen hat – ständiges Testen, auf Kultur und Sport und Restaurants verzichten und schließlich Impfen, Impfen, Boostern. All das, ohne dass diese Maßnahmen die Pandemie hätten besiegen können.

Es stellt sich heraus, dass Impfen keine Liebe bedeutet, sondern Spaltung und Hass, und auch keine Freiheit bringt, da mit mRNA-Vakzinen Geimpfte weiter infektiös bleiben und erkranken können. Die, die nicht mehr vertrauen können, haben auch alle Verheißungen und Versprechen im Kampf gegen Corona mit berechtigtem Misstrauen untersucht und sie wundern sich, wieviel Naive keinen Gedanken daran wenden, dass wiederholtes Boostern ihre natürliche Immunabwehr vermutlich zerstört. (In einer ersten Studie hat die britische Regierung zugegeben, dass die Impfstoffe das natürliche Immunsystem der doppelt Geimpften schädigen können.[24]) Und wenn zunehmend der Minderheit der Ungeimpften alle Schuld gegeben wird, verstehen sie die Welt wegen solcher Realitätsverzerrung – sprich Verlogenheit – nicht mehr. Ihr Misstrauen hilft ihnen zu erkennen, dass sie nicht Verrückte sind!

24 <https://assets.publishing.service.gov.uk/government/uploads/system/uploads/attachment_data/file/1027511/Vaccine-surveillance-report-week-42.pdf>. Zuletzt abgerufen am 18.02.2022.

Die Impfpflicht

Mit einer Impfpflicht hat die regierende Politik endgültig Vertrauen verspielt. Alle bisherigen Aussagen führender Politiker gegen eine Impfpflicht müssen als Heuchelei oder defizitäres Rechtsbewusstsein erkannt werden. Sicher darf man als Politiker seine Auffassung auch ändern – aber nicht in Grundrechtsfragen, sofern man Demokrat bleiben will. Es gibt keine Berechtigung, eine fragwürdige bis bedenkliche medizinisch-invasive Maßnahme zu einer mit Strafandrohung oder Arbeitsplatzverlust[25] belegten Pflicht zu erheben. Damit wird Gesundheitspolitik diktatorisch.

Nachdem erkannt werden musste, dass die Corona-Impfungen keine Immunität schaffen, keinen Schutz vor Infek-

25 Am 9. Dezember 2021 beschloss der Deutsche Bundestag eine einrichtungsbezogene Impfpflicht. Das „Personal in Gesundheitsberufen und Berufen, die Pflegebedürftige und Menschen mit Behinderungen betreuen", muss demnach geimpft oder genesen sein, um seine Tätigkeit weiter ausüben zu dürfen. Negative Corona-Testergebnisse vorzulegen, genügt nicht mehr. Und da der Status, geimpft oder genesen zu sein, befristet ist und immer wieder erneuert werden muss, reicht auch eine einmalige Impfung oder Genesung nicht aus. In der Konsequenz verlangt das Gesetz ein fortgesetztes Boostern. Wer da nicht mitmacht, verliert seine Arbeit. Um den Impfdruck zu erhöhen, beschloss das RKI im Januar 2022 zudem willkürlich eine Verkürzung des Genesenen-Status von 180 auf 90 Tage. Ein weiterer Beschluss erging am 16. Februar 2022 in einer Videoschaltkonferenz des Bundeskanzlers mit den Regierungschefs der Länder. Der Beschluss sah Lockerungen bei den Schutzmaßnahmen vor, bekräftigte aber die Planungen für eine diesmal nicht nur einrichtungsbezogene, sondern allgemeine Impfpflicht.

tiosität, Erkrankung und Tod sichern[26] und andererseits für zahlreiche Nebenwirkungen, schwere Erkrankungen und Todesfälle mitverantwortlich sind, ist eine Impfpflicht nicht nur unlogisch, sondern ausgesprochen verantwortungslos, gesundheitsschädlich und menschenverachtend. Dabei muss außerdem bedacht werden, dass die bisherigen Corona-Impfstoffe nur eine bedingte Zulassung haben, dass Langzeitfolgen der gentechnischen Manipulation überhaupt noch nicht bekannt sind und dass die Vakzine – zum Entsetzen derer, die

26 Eine Studie aus Israel belegt, dass die absolute Risikoreduktion von Geimpften bezüglich einer Krankenhausbehandlung nur 0,0025 % beträgt und dass das absolute Risiko, an Corona zu sterben, durch die Impfung nur um 0,0039 % reduziert wird. (Dagan N, Barda N, Kepten E, Miron O, Perchik S, Katz MA et al., „mRNA COVID-19 Vaccine in a Nationwide Mass Vaccination Setting", N Engl J Med. 2021; 384:1412–23.)
Eine Studie aus England zeigt, dass die Impfeffektivität nach vollständiger Immunisierung bereits nach 4 Monaten auf 65 % sinkt und dass auch bei Geimpften im Juli 2021 ein deutlicher Anstieg von Infektionen mit der Delta-Variante zu verzeichnen war. (Keehner J, Horton LE, Binkin NJ, Laurent LC, Pride D, Longhurst CA et al., „Resurgence of SARS-CoV-2 Infection in a Highly Vaccinated Health System Workforce", N Engl J Med. 2021; 385:1330–2.)
Bisher haben keine Impfstoffe so viele Meldungen von schweren, unerwünschten Wirkungen und Todesfällen erfahren, wie die Impfstoffe gegen COVID-19. Das Paul-Ehrlich-Institut berichtete am 20.09.2021 von 156.360 Zwischenfällen im zeitlichen Zusammenhang mit einer Covid-Impfung in Deutschland, davon 1.450 mit tödlichem Ausgang und 15.122 mit schwerwiegendem Krankheitsverlauf. <https://www.pei.de/SharedDocs/Downloads/DE/newsroom/dossiers/sicherheitsberichte/sicherheitsbericht-27-12-bis-31-08-21.pdf>. Zuletzt abgerufen am 18.02.2022.
Die US-amerikanische Gesundheitsbehörde CDC hat darüber informiert, dass zwischen dem 14.12.2020 und dem 10.12.2021 965.843 Berichte über unerwünschte Ereignisse nach Covid-Impfungen in allen Altersgruppen eingegangen sind. Darunter finden sich laut CDC 20.244 Todesfälle und 155.506 schwere Gesundheitsschäden (Megan Redshaw, „20,000+ Deaths Reported to VAERS Following COVID Vaccines". In: The Defender 17.12.2021, <https://childrenshealthdefense.org/defender/vaers-cdc-covid-vaccine-pfizer-moderna-johnson/>. Zuletzt abgerufen am 18.02.2022).

sich nicht blind stellen – Zusatzstoffe enthalten: ALC-0315 und ALC-0159, die nach Angaben der Hersteller (z. B. Echerlon, Cayman, MedChem) nur für Forschungszwecke und nicht am oder im Menschen zu verwenden sind.[27/28] Der Einsatz dieser – nicht für Menschen geeigneten – Lipid-Nanopartikel, z. B. im Impfstoff Comirnaty von Pfizer/BioNTech ist sowohl der European Medicines Agency (EMA)[29] als auch dem für die Sicherheit der Impfstoffe zuständigen Paul-Ehrlich-Institut bekannt.[30]

In einem Rechtsgutachten vom 27.12.2021 kommt die Fachanwältin für Medizinrecht Beate Bahner zu der Aussage, dass die Impfung mit Comirnaty eine Straftat nach § 95 AMG ist.[31] Eine solche wäre mit mehrjähriger Freiheitsstrafe zu ahnden. Bahner zitiert auch den Sicherheitsbericht des Paul-Ehrlich-Instituts vom 23. Dezember 2021. Dieser dokumentiert allein für den Impfstoff Comirnaty seit Beginn der Impfungen am 27. Dezember 2020 bis Ende November 2021, also für einen Zeitraum von nur elf Monaten,

27 <https://www.echelon-inc.com/product/alc-0315>. Zuletzt abgerufen am 18.02.2022.

28 <https://www.echelon-inc.com/product/alc-0159>. Zuletzt abgerufen am 18.02.2022.

29 <https://www.ema.european.eu/eu/dokuments/product-information/comirnaty-e-par-product-information-de.pdf>. Zuletzt abgerufen am 18.02.2022.

30 <https://www.pei.de/SharedDocs/Downloads/DE/newsroom/dossiers/sicherheitsberichte/sicherheitsbericht-27-12-bis-31-12-21.pdf>. Zuletzt abgerufen am 18.02.2022.

31 <https://beatebahner.de/lib.medien/Rechtsgutachten%20zur%20Strafbarkeit%20der%20Impfung%20nach%2095%20AMG.pdf>. Zuletzt abgerufen am 18.02.2022.

- 113.792 gemeldete Nebenwirkungen insgesamt,
- 16.874 gemeldete schwerwiegende Nebenwirkungen,
- 1.427 gemeldete Todesfälle nach Impfung mit Comirnaty, davon sechs gemeldete Todesfälle bei Kindern und Jugendlichen.[32/33]

Es fällt mir schwer, die politischen Entscheidungen, unterstützt durch mediale Propaganda, bei dieser Erkenntnislage zu verstehen. Bestenfalls lässt sich eine Mischung aus Inkompetenz, Angst, Ignoranz und narzisstischer Einengung als treibende Kraft annehmen. Müssten wir voraussetzen, dass die Inhaber der politischen Macht mehrheitlich von einer krankheitswertigen psychosozialen Störung befallen sind, dann wären die unlogischen bis destruktiven Entscheidungen einer wahnhaften Abwehr bei psychischer Überforderung zuzuordnen, die nicht nur das logische Denken beeinträchtigt, sondern auch unfähig macht, Realitäten noch zur Kenntnis zu nehmen: solche Realitäten wie Impfdurchbrüche, Impfschäden und Impftote. Dann geht die wahnhafte Abwehr zum Erhalt des süchtigen (narzisstischen) Machtbedarfs – wie der Volksmund gerne sagt – buchstäblich über Leichen.

32 Ebd., S. 28. Einschränkend muss gesagt werden, dass es sich um Verdachtsfälle handelt. „Nach“ der Impfung erkrankt oder verstorben ist nicht das Gleiche wie „an“ ihr oder „durch“ sie.

33 „Verdachtsfälle von Nebenwirkungen und Impfkomplikationen nach Impfung zum Schutz vor COVID-19 seit Beginn der Impfkampagne am 27.12.2020 bis zum 30.11.2021.“ Sicherheitsbericht des Bundesinstituts für Impfstoffe und biomedizinische Arzneimittel, Paul-Ehrlich-Institut, vom 23.12.2021. <https://www.pei.de/SharedDocs/Downloads/DE/newsroom/dossiers/sicherheitsberichte/sicherheitsbericht-27-12-20-bis-30-11-21.pdf?__blob=publicationFile&v=9>. Zuletzt abgerufen am 18.02.2022.

Nun mag es sein, dass man eine solche Störungstheorie ablehnt und das Fehlverhalten der Eliten nicht als Folge einer frühen – vor allem narzisstischen – Selbstentfremdung deuten mag. Dann drängt sich umso schlimmer der furchtbare Gedanke auf, dass mit böser Absicht ein politisch-ökonomisches Ziel nach den Vorstellungen eines „Great Reset" erreicht werden soll.

Die politisch-mediale Ignoranz der Wahrheit über Corona und das Impfen ist so auffällig, dass man zur Erklärung nur noch die Wahl hat zwischen Wahn und Diktatur – eine Wahl wie zwischen Teufel und Beelzebub, Pest oder Cholera. Dabei wäre der *Wahn* die krankheitswertige Folge der Dekompensation der bisher narzisstisch kompensierten Frühstörungen am Ende der bisher mitgestalteten Normopathie, und Diktatur wäre der letzte Versuch, das nicht mehr erfolgreich zu gestaltende falsche Leben[34] durch Konzentration der politischen und finanziellen Macht doch noch zu retten. Dieses „Noch-mehr-vom-Falschen" bildet sich auch in der Impfpolitik ab: den mangelhaften Impferfolg durch immer weitere Impfungen bis zur Impfpflicht zu leugnen und das Falsche irrational fortzuführen.

Eine derartige politische Perversion ist nicht denkbar ohne die aktive Mitwirkung vieler und ohne ein passives Geschehenlassen eines großen Teils der Bevölkerung. Es ist das kollusive Zusammenwirken des Größenselbst der Eliten mit dem Größenklein der Massen. Im Größenklein schlummern Bedrohungsgefühle, Selbstunsicherheiten, Minderwertigkeitserleben und Abhängigkeitsbedürfnisse, die in einer persönlichen oder gesellschaftlichen Krise aktiviert werden und das weitere Verhalten irrational prägen; d. h. die Ängste der Frühtraumatisierung übernehmen die Herrschaft. Um die Macht der Angst zu

34 H.-J. Maaz, „Das falsche Leben", 2017.

brechen, werden auch früh gelernte Abwehrmechanismen belebt: Gehorsam, Unterwerfung und Anpassung an den Willen der Macht, die schon in der Kindheit eingeübt worden sind. Diese angstgetriggerte, erhebliche psychische Einengung erklärt eine große Impfbereitschaft bis zur Akzeptanz oder der Forderung nach einer Impfpflicht – unbeirrbar von möglichen Erkenntnissen zu Impfversagen und Impfgefahren.

Das Grundgesetz der Bundesrepublik Deutschland, Artikel 2, Absatz 2, bestimmt: „Jeder hat das Recht auf Leben und körperliche Unversehrtheit. Die Freiheit der Person ist unverletzlich. In diese Rechte darf nur auf Grund eines Gesetzes eingegriffen werden." Keine Impfpflicht also ohne Gesetz – aber was für ein Gesetz soll das werden? Offenbar eines, das keine Rücksicht auf eine individuelle Impfentscheidung nimmt, auf Impfkomplikations- und Todesfolgen. Das käme einem Notstandsgesetz gleich, und Notstandsgesetze sind stets mit einer Entmündigung der Bürger verbunden. Eine Impfpraxis ohne hinreichende ärztliche Beratung, ohne notwendige Informationen über Risiken und Gefahren, und eine Impfpflicht mit Androhung und Realisierung sozialer Ausgrenzung, Ausbildungs- und Berufsverboten, mit Geld- und Gefängnisstrafen ist mit einer demokratisch funktionierenden Gesellschaft unvereinbar.

Wie viele Impftote braucht eine angstgetriggerte Welt, bevor sie wieder zu Vernunft kommt? Die Angst vor dem Tod durch ein Virus schürt ein tödliches Verhalten. Schweizer Befunde zeigen eine positive Korrelation zwischen Booster-Impfungen und Sterbefällen.[35] Die EudraVigilance-Datenbank der EMA

35 Beat Süess, 06.01.2022. <https://transition-news.org/die-booster-impfung-fuhrt-zu-einer-hoheren-ubersterblichkeit-als-die-corona>. Zuletzt abgerufen am 18.02.2022.

meldete am 17.01.2022 21.251 Todesfälle unter Geimpften als Verdachtsfälle und fast 1,4 Millionen Fälle von Nebenwirkungen, wovon 29.185 lebensbedrohlich waren.[36] Die Dunkelziffer ist noch wesentlich höher einzuschätzen, da nicht jeder Fall gemeldet wird und Fälle nachträglich wieder aus der Erhebung entfernt werden. Erschütternd sind die in der EMA-Datenbank dokumentierten 109 Todesfälle in der Altersgruppe der Kinder und Jugendlichen bis 17 Jahre; allein sechs tote geimpfte Jugendliche ohne Vorerkrankung verzeichnet die Statistik für Deutschland.[37]

Dass über diese erschreckenden Zahlen in der Öffentlichkeit nicht diskutiert wird, ist ein Skandal. Unter normalen demokratischen Verhältnissen wäre bereits 1 Todesfall nach einer Impfung Anlass genug, darüber kritisch zu informieren und Klärung einzufordern. Doch nichts davon geschieht! Das ist so auffällig, dass ich wieder vor der Frage stehe: Liegt eine kollektive wahnhafte Abwehr einer unerträglichen Wahrheit vor? Ist es ein typisches Leugnungssymptom in einer narzisstischen Normopathie, in der Fehler und Grenzen nicht zugegeben werden können? Wo nicht sein kann, was nicht sein darf – denn jede zugegebene Fehlentscheidung erschüttert die überlebens-

36 European Medicines Agency: *Europäische Datenbank gemeldeter Verdachtsfälle von Arzneimittelnebenwirkungen* (EudraVigilance – Database). Online verfügbar unter: <https://www.adrreports.eu/de/index.html>. Vgl. auch: <https://reitschuster.de/post/ema-datenbank-liefert-irrsinnige-zahlen-zu-impfschaeden>. Zuletzt abgerufen am 04.02.2022.

37 Da in der Datenbank von Eudravigilance nicht abrufbar ist, welche Fälle welchem Land zuzuordnen sind, hat die griechische Organisation E.Y.E. eine Informationsfreiheits-Abfrage an die EMA gestellt, die Aufschluss darüber gibt, wo die Todesfälle in der Altersgruppe der 12- bis 17-Jährigen auftraten. Hier das Ergebnis mit den Kennziffern der Fälle: <https://tkp.at/wp-content/uploads/2022/01/Greece-Ask-99835_dtbr.pdf>. Zuletzt abgerufen am 18.02.2022.

rettende Abwehr des Narzissten? Oder ist das Stillschweigen das erkaufte Symptom von Korruption? Dabei darf man nicht nur an Geldfluss denken, der ganz sicher vorliegt,[38] sondern auch an psychosoziale Erpressung in Abhängigkeitsverhältnissen mit Existenzbedrohung der Menschen, die das politisch verordnete Narrativ infrage stellen. Den Akteuren eines politischen Planes und der süchtigen Profitmaximierung, die mittels Angstverbreitung und Bestechung herrschen, dürfte das Verleugnen der Impfkomplikationen nur recht sein.

Nun ist aber erkauftes Schweigen nur bei denen gut verständlich, die finanziell davon profitieren. Beim Nicht-wahrhaben-Wollen in großen Teilen der Bevölkerung muss der Profit anderer Art sein. Hier ist der Lohn, dass eine nahezu hypnotische Realitätsverweigerung die bittere Erkenntnis des eigenen falschen Lebens wie auch der kollektiven Normopathie verhindert. Das erklärt auch, dass dies keine Frage der Bildung und des sozialen Status ist, eher noch im Gegenteil, weil Karriere in einer Normopathie vor allem eine intensive Kompensation der eigenen Selbstentfremdung fordert. So verstehe ich auch, dass selbst Ärzte, die es besser wissen müssten und Impfungen zu verantworten haben, in der erzeugten Bedrohungssituation Opfer ihrer narzisstischen Abwehr werden, die Wissen und Ethos im Rettungswahn versinken lässt.

---

38 Thomas Röper, investigativer Blogger und Autor des Buches „Inside Corona" (2022), hat immer wieder Belege beigebracht, welche die Vernetzungen zwischen NGOs, Konzernen, Universitäten, staatlichen Stellen und internationalen Organisationen anzeigen. Röper und sein Informant zeichnen dabei auch die Spur des Geldes nach. Vgl. ergänzend die Beiträge auf seiner Website, die über einen russischen Server läuft: <https://www.anti-spiegel.ru>. Zuletzt abgerufen am 18.02.2022.

Welcher vernünftige Mensch könnte bei der vorliegenden Sachlage noch guten Gewissens eine allgemeine Corona-Impfpflicht fordern? Und zur Sachlage gehört:

- Die Infektionssterblichkeit in Deutschland liegt laut WHO statistisch bei 0,89 %,[39] faktisch aber bedeutend niedriger, da die Zählweise „an und mit positivem Test verstorben“ nichts über die eigentliche Todesursache aussagt.[40] 84,4 % der Covid-Todesfälle waren über 70 Jahre alt,[41] bei einem Altersmeridian von 83 Jahren der Covid-Verstorbenen und einer allgemeinen Lebenserwartung von 81 Jahren.
- Wirksamkeit und die Wirkungsweise des Impfstoffes sind nicht sicher geklärt.
- Die Impfstoffe schaffen keine Immunität; weitere Infektiosität, Erkrankungen und Covid-Todesfälle sind trotz Impfung möglich.

39 Angaben der WHO vom 13.02.2022. Danach gab es bis dahin 13.636.993 Fälle mit positivem Corona-Test in Deutschland, von denen 121.297 verstorben sind. Das entspricht 0,88947 Prozent. <https://covid19.who.int/region/euro/country/de>. Zuletzt abgerufen am 13.02.2022.

40 Der Epidemiologe und Statistiker John P. A. Ioannidis hat eigene Erhebungen durchgeführt und schätzt die weltweite Infektionssterblichkeit auf nur 0,23 Prozent. Vgl. ders. „Infection fatality rate of COVID-19 inferred from seroprevalence data“ (2021). In: Bulletin of the World Health Organization, 99 (1), 19–33F. Online: <https://apps.who.int/iris/handle/10665/340124>.

41 Laut Angaben des Unternehmens Statista, das die Daten vom RKI übernommen und grafisch dargestellt hat. Demnach gab es bis Februar 2022 in Deutschland 120.262 positiv getestete Tote, von denen 101.536 (= 84,4 %) über 70 Jahre alt waren. <https://de.statista.com/statistik/daten/studie/1104173/umfrage/todesfaelle-aufgrund-des-coronavirus-in-deutschland-nach-geschlecht/#professional>. Zuletzt abgerufen am 18.02.2022.

- Die Impfung kann erhebliche Komplikationen mit schweren bis tödlichen Folgen auslösen, deren Langzeitwirkungen auf das Immunsystem und weitere mögliche Folgen noch unbekannt sind.

Unter diesen Umständen nach einer allgemeinen Impfpflicht zu rufen, kann man nur als eine kranke Realitätsverweigerung aus einem angstgetriggerten Wahn verstehen. Juristisch halte ich eine allgemeine Impfpflicht für ein Verbrechen gemäß den medizinethischen Grundsätzen des Nürnberger Kodex[42], der im Urteil des Nürnberger Ärzteprozesses 1946/47 eingeführt wurde, damit Menschen nie wieder zu medizinischen Experimenten gezwungen oder genötigt werden. Dass wir es tatsächlich mit einem Massenexperiment und nicht etwa mit einer vor der Anwendung geprüften Immunisierung zu tun haben, gestehen die Verfechter der Impfpflicht sogar ohne weiteres ein. Einen „großen Feldversuch auf der ganzen Welt" nannte die SPD-Co-Vorsitzende Saskia Esken den Umstand, dass der Impfstoff „mittlerweile an Milliarden von Menschen getestet worden" ist.[43] Statt aber innezuhalten und dieses Herumprobieren an der Menschheit kritisch zu prüfen, zog Frau Esken

---

42 <https://de.wikipedia.org/wiki/Nürnberger_Kodex>. Zuletzt abgerufen am 18.02.2022.

43 Saskia Esken im Morgenmagazin des ZDF am 27.12.2021, wo sie wörtlich sagte: „[…] der Impfstoff ist mittlerweile an Milliarden von Menschen getestet worden, sozusagen in einem großen Feldversuch auf der ganzen Welt und dass man sich darauf verlassen kann, dass man auch – abgesehen von kleinen Impfnebenwirkungen, wie Abgeschlagenheit oder auch zwei bis drei Tage Schwierigkeiten – dass man auch gut vorankommt." Esken ist nur eine von vielen unbeirrbaren Befürwortern einer Impfpflicht, die den vermeintlichen Nutzen der Impfung groß- und die möglichen schweren Impfschäden kleinreden.

eine positive Bilanz der Impfkampagnen und erklärte es zum richtigen Weg, durch Überzeugungsarbeit die Impfquote weiter erhöhen zu können und, wenn das nicht gelinge, eine Impfpflicht durchzusetzen.

Schon mit der im Dezember 2021 verordneten, ab Mitte März 2022 geltenden berufsbezogenen Impfpflicht hat die Angst-Herrschaft eine rote Linie überschritten. Bedrückend, sich vorzustellen, dass der Bundestag bereit ist, für die Verabschiedung einer allgemeinen Impfpflicht noch weiterzugehen. Bisher war der Angstkomplex lähmend. Das Ende der Angst-Erstarrung wird durch die friedliche Revolution der „Spaziergänger" eröffnet. Die Angst wird durch reale körperliche Bewegung im gezielten Kampf für Frieden, Freiheit und Demokratie, für den Schutz der Kinder vor einer maßlosen Traumatisierung und gegen die Impfpflicht überwunden. Und das sind weniger Kompensationsinhalte als ausgesprochen humane und gesunde Ziele zur Überwindung von Selbstentfremdung.

Der G-Wahnsinn

Die Menschen unserer Gesellschaft sind mit der 3G-Regel (geimpft, genesen, getestet) politisch in ein Gesundheitsdiktat gesperrt worden. Wer hätte es jemals für möglich gehalten, dass ihm der Zutritt zu allgemein zugänglichen Einrichtungen und Orten versperrt wird, wenn er nicht einen Nachweis vorlegt, dass er „vollständig geimpft", vor nicht allzu langer Zeit genesen oder vor einigen Stunden negativ auf COVID-19 getestet worden ist? Noch weniger vorstellbar war die Sonderregel 2G, die auf gesundheitspolitischem Weg ein Apartheid-System etablierte, worin Geimpfte und Genesene Rechte genießen, die den bloß Getesteten entzogen sind. Mit 2G (nur Zutritt, wenn geimpft oder genesen) wird die Gesellschaft bewusst und gezielt gespalten. Das Herrschaftsmittel Angst, das seit zwei Jahren die Menschen einschüchtert und die Demokratie zerstört, musste bisher durch immer neue Schreckensnachrichten von Virusmutationen aufrechterhalten werden. Mittlerweile werden die Verstörungen umgelenkt: Die politische Spaltung in Geimpfte und Ungeimpfte verwandelt die Ängste zunehmend in Feindseligkeit der Bürger gegeneinander.

Aggression ist besser zu leben als in Angst zu schmoren! Es droht ein gefährlicher Selbstlauf der Vorwürfe, der Verdächtigungen, der Diskriminierung und des Hasses. Die Büchse der Pandora – der Gefühlsstau aus massenhafter Frühtraumatisierung – ist erfolgreich geöffnet worden, wobei Angstmache nahezu ein genialer Schlüssel zur Aktivierung des Verdrängten ist und nun politisch, ideologisch und moralisch eingefangen und fokussiert wird. Das ist mit dem Pandemie-Narrativ hervorragend und zugleich erschreckend gelungen. Aber die Angst braucht Abfuhr! Und da inzwischen die Rettungsverheißung „Impfung“ nicht das hält, was versprochen war, eignen sich der bisherige Glauben an die Impfung und der ihm entgegenstehende Unglauben sehr gut, um Menschen aufzuhetzen und gegeneinander in Stellung zu bringen. Die Geimpften müssen ihren Glauben unbedingt verteidigen, schon weil die Impfung unmöglich rückgängig zu machen ist. Und die Ungläubigen sehen sich durch Erkenntnisse über Impfversagen und Impfgefahren in ihrem Verdacht auf einen großen politischen Betrug bestätigt.

Nach meiner psychodynamischen Deutung unterliegt das Geschehen folgender Logik: Von dem bedrohlichen Ende der finanzkapitalistischen Normopathie wird politisch mithilfe einer Pandemie abgelenkt. Der dabei geschürte Angstkomplex schafft in der Bevölkerung eine Bereitschaft, Maßnahmen zuzustimmen, welche die Demokratie Schritt für Schritt auflösen. Falsche Verheißungen – von den einen nur zu gern geglaubt, von den anderen misstrauisch beäugt – und unverhältnismäßige Maßnahmen spalten die Gesellschaft. Die Argumente sind dabei hochgradig emotional aufgeladen, so dass mit Ablenkung auf einen „Geschwisterkrieg“ die politische Macht sich freie Bahn geschaffen hat. Deshalb gilt für mich: Geimpfte und Ungeimpfte vereinigt euch!

Nachdem eingeräumt werden musste, dass die bisherigen Corona-Impfungen keine Immunität schaffen und auch Geimpfte infektiös sein und an COVID-19 erkranken können, wird die Ausgrenzung der Ungeimpften über die 2G-Regel zur offenkundigen Schikane. Rechtlich ist 2G unverhältnismäßig, gesundheitspolitisch macht die Regel keinen Sinn. Im Gegenteil hat sie dazu geführt, dass Geimpfte sich in falscher Sicherheit wiegen, sich gegen Ansteckung gefeit wähnen, ihre Impfentscheidung gar als „solidarisch“ völlig missverstehen und damit potentiell eine größere Infektionsgefahr darstellen als Ungeimpfte. Was daraus folgt, ließ sich an den „2G-Partys“ beobachten, die nach Aufhebung des Lockdowns im Herbst 2021 im Berliner Kultclub Berghain und in Diskotheken anderer deutscher Städte stattfanden und für zahlreiche Neuinfektionen sorgten.[44] Eine private Geburtstagsfeier in München, an der sich zehn von zwanzig Gästen ansteckten, obwohl alle geimpft oder genesen und alle auch getestet waren (also die 2G-plus-Regel erfüllten), ging gar als „Superspreader-Party“ durch die Medien.[45] Worauf beruht dann eine 2G-Verordnung? Nur auf fehlenden Informationen oder gar Dummheit? Das erscheint doch ziemlich unwahrscheinlich.

Es muss wohl ein anderer Grund angenommen werden: Arroganz und Überheblichkeit der Macht, die im Zuge der Corona-Maßnahmen erkannt hat, dass man mit Ängstigung fast allen Unsinn sagen und unbegründete Maßnahmen durchsetzen kann. Narzisstische Machtlust, zu verstehen als eine süchtig gewordene, ungebremste Kompensation der eigenen schweren Selbstentfremdung, und wahnhafte Realitätsverzerrung oder Realitätsverleugnung liegen nicht weit auseinander. Wenn Macht psychosozialer Ersatz für tiefe Minderwertigkeitsgefühle und Selbstunsicherheit – für narzisstischen Mangel – ist, dann ist eine wahnhafte Abwehr der Realität in der Krise der bis-

44 <https://www.merkur.de/welt/berghain-corona-ausbruch-2g-party-kult-club-2500-kontakt-personen-berlin-91062655.html>. Zuletzt abgerufen am 18.02.2022.

45 <https://www.t-online.de/nachrichten/panorama/id_91191744/muenchen-2g-plus-party-wird-zum-superspreader-event.html>. Zuletzt abgerufen am 18.02.2022.

herigen Kompensation gut möglich. Und die wohl schlimmste Deutungsvariante ist der Verdacht auf bewusste Täuschung durch den erzeugten Angstkomplex. Je mehr dies gelingt, desto mehr wächst die Überheblichkeit und es fällt immer leichter, auf demokratische Prozesse zu verzichten.

Für eine moralische Orientierung will ich Bertolt Brecht zitieren: „Wer die Wahrheit nicht weiß, der ist bloß ein Dummkopf. Aber wer sie weiß und sie eine Lüge nennt, der ist ein Verbrecher." In diesem Sinne stehen wir alle vor einer großen Frage: Wie ist das Verhalten der politisch-medialen Eliten einzuschätzen?

Das werden die Geschichtsschreibung und sicher auch große internationale Gerichte zu klären haben. Anliegen dieses Buches ist das Ringen um Demokratie, Freiheit und persönliche Würde. Demokratie und Freiheit sind bereits sehr eingeschränkt – wie so oft und immer wieder in der Menschengeschichte; es bleibt der Kampf um Würde in schlimmen Zeiten. Dazu äußere ich mich in den abschließenden Kapiteln „Der 3. Weg" und „Hilfe gegen Selbstentfremdung".

Die Vergiftung der Beziehung

Die falschen Verheißungen zu Sinn, Zweck und Erfolg der Impfungen gegen COVID-19 resultieren zunehmend in Frust und Enttäuschung bei den Geimpften. Der reale Ausschluss gesunder Ungeimpfter von der Teilhabe am sozialen Leben, von Arbeitsberechtigung und Ausbildungschancen bedingen eine wachsende Vergiftung in den mitmenschlichen Beziehungen. Geimpfte wollen nicht mehr mit Ungeimpften Kontakt haben, zusammenarbeiten, befreundet sein – was besonders irrational ist, denn sie haben sich ja im Wesentlichen auch zum Selbstschutz impfen lassen. Zwischen Paaren, bedingt durch die häusliche Dauernähe während eines Lockdowns, brechen Konflikte auf. Schulschließungen lassen Eltern um den Bildungserfolg ihrer Kinder fürchten, auch können sie womöglich nicht ihrem Beruf nachgehen, sondern müssen zuhause auf den Nachwuchs aufpassen. Allein oder in Heimen lebende ältere Menschen vereinsamen, weil Besucher ausbleiben oder nicht kommen dürfen. Auch da bekommen schnell die Ungeimpften die Schuld, sind sie es doch angeblich, die ein rasches Ende der Pandemie verhindern. Folglich wüten Geimpfte, die ihren Irrtum, die Illusion von Freiheit „nur durch einen Pieks", nicht erkennen wollen, gegen Ungeimpfte, die an der misslichen Lage schuld sein sollen.

Das ist ein primitiver seelischer Abwehrmechanismus, den wir Menschen immer einsetzen, um für persönliches Versagen oder Fehlentscheidungen einem Sündenbock die Schuld zu geben. Die Wortwahl entgleist. So sprach Frank Ulrich Montgomery, Repräsentant des Weltärztebundes, von einer „Tyrannei der Ungeimpften“ und erhielt dafür auch noch Rückendeckung vom ehemaligen Ethikratvorsitzenden Peter Dabrock.[46] Niedersachsens Ministerpräsident Stephan Weil (SPD) meinte, jene 20 Prozent der Erwachsenen, die sich nicht impfen lassen wollen, reichten aus, „um eine ganze Gesellschaft in Angst und Schrecken zu versetzen“.[47] Und FDP-Vorstand Marie-Agnes Strack-Zimmermann drohte, Impfverweigerer sollten sich „im Klaren darüber sein, dass sie nicht als Minderheit die Mehrheit terrorisieren dürfen“.[48]

Selbstschutz, der darin besteht, die Impfung mit einem problematischen Stoff zu verweigern, ist also „Terror“ – ja, geht's noch? Das ist wirklich Verkehrte Welt. Folgt man den Impfversprechen, so können sich die Ungeimpften ja doch nur selbst gefährden, wenn sie auf ein so probates Mittel wie die Impfung verzichten. Logisch betrachtet, können Ungeimpfte für geschützte Geimpfte doch gar keine oder allenfalls eine sehr geringe Gefahr sein. Aber die Logik hat längst abgedankt und den Gesinnungstätern Platz gemacht. Vom propagierten Gesundheitsschutz beeinflusste Geimpfte, die zur Kenntnis

46 Peter Dabrock: „‚Tyrannei der Ungeimpften‘? Zugespitzt, aber ethisch richtig!“, in: Philosophie-Magazin, Beitrag vom 09.11.2021, online unter: <https://www.philomag.de/artikel/tyrannei-der-ungeimpften-zugespitzt-aber-ethisch-richtig>. Zuletzt abgerufen am 18.02.2022.

47 So in der ARD-Talkshow „Hart aber fair“, die den tendenziösen Sendetitel trug: „Nur ja keinen Zwang: Ist unsere Politik beim Impfen zu feige?“ Stephan Weils Worte fallen ab Minute 06:30. <https://www1.wdr.de/daserste/hartaberfair/videos/video-nur-ja-keinen-zwang-ist-unsere-politik-beim-impfen-zu-feige-102.html>. Zuletzt abgerufen am 18.02.2022.

48 Im Video-Interview mit der Tageszeitung „Die Welt“, 15.11.2021. <https://www.welt.de/videos/video235052490/Marie-Agnes-Strack-Zimmermann-FDP-zur-Pandemie-der-Ungeimpften.html?wtrid=socialmedia.socialflow....socialflow_twitter>. Zuletzt abgerufen am 18.02.2022.

nehmen mussten, dass sie falschen Verheißungen aufgesessen sind, revidieren nicht etwa ihre Position, sondern werden zu Impffanatikern, um mit immer mehr vom Enttäuschenden – Boostern, Boostern, Boostern – doch noch erfolgreich zu sein.

All diese Verkehrungen der Logik mit ihrer Angst vor Ungeimpften bezeugen ein paranoisches Symptom. Abgewehrt werden muss auch das Eingeständnis, wie peinlich leicht sich der Geimpfte zu der Illusion verführen ließ, eine Spritze in den Arm könne ihn retten.

Ungeimpfte erleiden Druck, Beschimpfung, Abwertung, reale Nachteile und – was für viele am schlimmsten ist – den Bruch, den Verlust freundschaftlicher Beziehungen. Argwohn und Unterstellung schleichen sich ein. Oft kann man sich kaum noch für oder gegen die Impfung entscheiden, ohne deswegen gleich einem ideologischen Lager zugeschlagen zu werden. Das Verständnis füreinander – geimpft oder nicht geimpft – gelingt nicht mehr. Die Argumente sind ideologisiert, politisiert, moralisiert. Eine vertrauensvolle Verständigung – als Basis der bisher bestehenden Freundschaft – scheitert an der Unmöglichkeit, die vollzogene Impfung infrage zu stellen und die persönlichen Motive für Pro und Contra ohne politische Last zu diskutieren.

Corona-Politik vergiftet die Beziehungen. Es gibt wohl keine Familie, keine Freundesgruppe, keinen Kollegenkreis, keinen Verein und keinen Club, in der oder in dem die freundschaftlichen und kollegialen Beziehungen ganz ohne Eintrübung geblieben sind. Corona besetzt die Kontakte und die Zusammenarbeit als eine überwertige Idee. Beziehungsprobleme („Was ich schon immer mal sagen wollte!", „Was wir schon längst mal hätten klären müssen!") bleiben uneröffnet und tauchen, vom Virus quasi verschlungen, nur primitiv verdaut und undifferenziert wieder auf: „Ich gut – du unsolidarisch!" „Ich vernünftig – du uneinsichtig!" Oder auch: „Ich rational und logisch – du angstbesetzter Eingeengter!" Solche Sätze müssen nicht einmal ausgesprochen werden; es reicht, dass sie als stille Gedanken die Einstellung gegenüber dem Gesprächspartner formen. Da zudem, politisch gewollt und forciert, eine reale soziale Bevorzugung der Geimpften und eine schwerwiegende Benachteiligung Ungeimpfter die Gesellschaft spaltet und der Austausch über das Für und Wider der Anti-Corona-Maßnahmen sofort zu aufgeheizter Stimmung führt, verstummen auch die Gespräche in den privaten Beziehungen. Ehrliche Meinungen werden angstbesetzt zurückgehalten und wesentliche, von Corona beeinflusste Lebensfragen nicht mehr erörtert. So erstirbt der persönliche Austausch über aktuell wichtige Themen und die freundschaftliche Beziehung verliert ihren Wert. Man mag vereinbaren, nicht über Corona zu sprechen – aber Vermeidungsverhalten ist meistens schädlich. Der Austausch bleibt dann oberflächlich oder wird künstlich, weil nicht mehr über das aktuell Wichtige und Belastende gesprochen wird, obwohl der Drang dazu da ist. Und gar nicht so selten kennt man die konträre Position des Gegenübers und schweigt lieber gleich. Sprachlos stirbt die Beziehung an ungelösten und ungeklärten Konflikten.

Die Corona-Politik ist geeignet, Beziehungskultur unmöglich werden zu lassen und ganz und gar zu vernichten. Stattdessen wird der Mensch des Menschen Feind. Mit Corona wird das pathogene finanzkapitalistische Menschenbild in seiner Fehlentwicklung vollendet: Das menschliche Sozialverhalten ist durch den Konkurrenzdruck um den Fetisch „Profit" schon lange destruktiv beeinflusst und erfährt jetzt mithilfe einer wirksamen Angst-Politik, die laufend die Urangst aller Menschen vor dem Tod aktiviert, einen vorläufigen Höhepunkt: jeder Nächste als potenzieller Killer! Das ist die kollektive Externalisierung unbewusster Bedrohungs- und Besetzungsängste via perverser Politik von Mensch gegen Mensch. Dekompensierte Frühstörung besetzt und gestaltet eine antihumane Gesellschaft.

Wollt ihr ewig leben?

Ein jeder Tod ist einer zu viel – das hat man zuletzt im Zusammenhang mit COVID-19 häufiger gehört. Aber das ist, gelinde gesagt, manipulatives Geplapper oder einfach nur die Symptomatik einer kollektiven Angststörung. Mit dem gleichen Recht könnte man den Tod bei jeder Grippewelle, im Straßenverkehr, durch Rauchen, Alkohol, Übergewicht, durch Krebs und Depression als „zu viel" erachten und Gevatter Hein prinzipiell entmachten wollen. Was also ist am Sterben durch COVID-19 so besonders? Bei einer weltweiten Infektionssterblichkeit von 0,23 % (Median) wirkt Panik doch reichlich übertrieben.[49] Immerhin sind 99,93 % der Weltbevölkerung bisher nicht im Zusammengang mit COVID-19 gestorben.[50] Wieso ist es möglich, den Corona-Tod politisch so wirkungsvoll zu instrumentalisieren? Durch eine permanente Propaganda, die ihn zum Schreckensereignis schlechthin macht.

Man stelle sich vor, mehrfach täglich würde – untermalt von schrecklichen Bildern und „Expertisen" – gemeldet, wie viele Menschen durch Krankenhauskeime (etwa 20.000/Jahr), im Straßenverkehr (etwa 4.000/Jahr), durch Alkohol (etwa 100.000/Jahr) und durch Haushaltsunfälle (etwa 8.000/Jahr) gerade wieder ganz schrecklich ums Leben gekommen sind, wie viele es aktuell die ganze Woche über und den Monat davor waren, ob die Zahlen gestiegen seien usw. Der Effekt wäre gewiss eine geschürte Angst. Jedoch wäre diese Todespropaganda

49 Vgl. <https://corona-reframed.de>. Zuletzt abgerufen am 23.02.2022.

50 Ebd.

gar nicht so durchschlagend, sie würde die Angst-Herrschaft nicht so sehr stabilisieren, weil jeder schnell die Bedrohung mit dem Gedanken abwehren kann: „Das betrifft mich nicht!“, „Ich pass’ schon auf!“ Diese Verleugnung versagt gegenüber einem Virus, das überall lauern kann. Alle Schutzmaßnahmen signalisieren permanent Gefahr.

Wieso braucht die Politik dieses spezifische Bedrohungsszenario? Nach meiner Einschätzung, weil es um eine umfassende Gesellschaftskrise geht, von der alle betroffen sind, und weil mit einer viralen Angst-Herrschaft auch alle vom Versagen der politischen Macht und von der finanziellen Herrschaft abgelenkt werden können.

Dass der Tod so instrumentalisiert wird, ist perfide. Ich wehre mich gegen die Entehrung des Todes und die menschliche Anmaßung, er sei zu verhindern. Der Tod bleibt ein Meister und trotz aller Bemühungen letztendlich doch unberechenbar. Wir Menschen erschaffen nicht das Leben und wir verfügen auch nicht über die Todeszeit. Leben ist Frist, aber die Dauer der Frist ist unbestimmt. Diese Unbestimmtheit gibt dem Leben Sinn im Kraftfeld von Selbstverwirklichung und Selbstversagen.

Das Sterben müsste doch eigentlich ein Fest sein, wie die Geburt. Die würdige Feier von Anfang und Ende – wie in allen Lebensbereichen: Schule, Ausbildung, Beruf, Ehe, Scheidung, Aufgaben und Projekte, Berentung – man feiert zu Recht den Beginn eines Lebensabschnittes und den erfüllten Abschluss. Im Leben hat großes Glück, wer freudig empfangen und dankbar losgelassen wird. Ich bin überzeugt, dass das Kind ganz wesentlich mitentscheidet, wann es auf die Welt kommen kann und will, so wie der Alte idealerweise mitentscheidet, wann er wieder gehen möchte. Am Anfang und am Ende können die

Angehörigen und vor allem die Medizin das natürliche Kommen und Gehen erheblich stören.

Nicht von den Eltern kommt die Lebensenergie, sie sind nur das Tor zum Leben. Bestenfalls ist der elterliche Wille, Leben sich entfalten zu lassen, hilfreich und ein lustvoller Coitus sowie die Bereitschaft und Fähigkeit, neues Leben gut zu begleiten, sind ideale Voraussetzungen für ein erfülltes Leben, das sich dann mit dem Tode rundet. Das ist nur wenigen Menschen vergönnt. So wird das Sterben häufig leider zur Qual, einmal für den Sterbenden, der bei Selbstentfremdung sein Leben nicht hat finden können, und auch für die Angehörigen, die sich vom Sterbenden nicht lösen können, wenn sie ebenfalls von sich entfremdet sind.

Der Tod hat zwei Dimensionen: Der Sterbeprozess betrifft den Todgeweihten, sein Ableben bedeutet das „Weg-sein" für die Angehörigen, was als Verlust oder Befreiung und Gewinn erlebt werden kann. Natürlich macht es einen Unterschied für alle Beteiligten, ob jemand „plötzlich und unerwartet", nach kurzer oder langer schwerer Krankheit stirbt, durch Unfall oder Verbrechen ums Leben kommt, ob ein Kind stirbt, das noch ein längeres Leben vor sich gehabt hätte, ob ein leistungsfähiger und noch zukunftsorientierter Mensch gehen muss oder ein alter Mensch, der täglich mit Begrenzung und Verlusten zu kämpfen hat und deshalb ein würdiges Ende herbeisehnt. Es ist ein entscheidender Unterschied, ob man einen zu frühen Tod bei unerfülltem Leben fürchtet oder bei sinnerfülltem Leben bereit zum Abschluss ist. Eine vorliegende Selbstentfremdung begründet die Todesfurcht, aber gelungene Selbstfindung weiß um die erfüllende Bedeutung des krönenden Endes.

Für das Sterben unter COVID-19 spielen das Alter und die Schwere schon bestehender, krankheitsbedingter Lebenseinschränkungen eine entscheidende Rolle. Bei aller Propaganda um die besonders schützenswerte „vulnerable“ Altersgruppe sei ganz nüchtern erwähnt, dass statistisch gesehen an COVID-19 vor allem die Alten sterben. Bei einer durchschnittlichen Lebenserwartung von 81 Jahren beträgt das Durchschnittsalter der Corona-Toten 83 Jahre.[51] Ab einem Alter von 80 Jahren stirbt man häufiger an bakteriellen und viralen Infektionen, da das Immunsystem altersbedingt erschöpft ist. Chronisch Kranke, Bettlägerige, Pflegebedürftige könnten das durchaus auch als natürliche Sterbehilfe verstehen. Das Sterben in diesem Alter wird sowohl von den Angehörigen als auch von den unmittelbar Betroffenen häufig akzeptiert. Patientenverfügungen, die für den Fall dementieller oder komatöser Zustände die Verweigerung lebensverlängernder medizinischer Maßnahmen vorsehen, bringen ein den Umständen angepasstes Todesverlangen deutlich zum Ausdruck. Also: Im Alter sterben zu dürfen, würdig, eventuell entsprechend der Gesetzeslage assistiert, ist vor allem eine Entscheidung des Sterbewilligen. Begrenzt – wenn keine Patientenverfügung vorliegt – ist es auch eine Entscheidung der Angehörigen, aber keine der Ärzte und schon gar nicht des Staates. Die Sterbewilligkeit ist ein Menschenrecht, und um medizinische Übergriffe zu verhindern, kann ich nur dringend zu einer Patientenverfügung raten.

Die Schutzmaßnahmen gegen Corona haben unhaltbare Zustände geschaffen. Wenn Menschen in Alters- und Pflegeheimen, abgelöst von ihrem Willen, einsam und verlassen sterben müssen, weil ihre Angehörigen ausgesperrt bleiben, so ist das einfach nur grausam. Im Wahn, sie durch Kontaktverbot zu schützen, damit sie noch (ungefragt!) weiterleben können,

51 Vgl. <https://corona-reframed.de>. Zuletzt abgerufen am 23.02.2022.

hat die Gesellschaft ihre humanitäre Zivilisation verloren. Jeder gesprächsfähige Pflegebedürftige muss selbst entscheiden dürfen, sich vor Infektion zu schützen oder eine Infektion um des Kontaktes willen zu riskieren. Es ist seine Sache, ob er eine Infektion billigend in Kauf nimmt oder sich als Sterbehilfe vielleicht gar wünscht. Bei einem Pflegebedürftigen, der sich nicht mehr sprachlich verständigen und damit keine Besuchsentscheidung treffen kann, können ja sinnvoller Weise Tests eingesetzt werden, um eine Infektionsquelle auszuschließen. Was ist Lebensqualität: kontaktlos, isoliert und verlassen seine letzte Zeit noch gequält zu ertragen? Oder in liebevoller Umarmung und Begleitung einen zeitgemäßen Tod zu finden?

Der Wille der Alten kann da nur im Vordergrund stehen. Man muss halt mit ihnen sprechen, wobei das Sterben und der Tod immer ein wichtiges Thema sein sollte. Eine Scheu davor spricht für ein falsches Leben, für einen falschen Umgang mit unserer Endlichkeit, wie er sich bei einem Todesnahen erst recht bei den Angehörigen mit der typischen Abwehr zeigt: „Aber daran wollen wir doch gar nicht denken!"

Dass im Zusammenhang mit einem Besuch bei Großeltern oder Pflegebedürftigen den Kindern eine Angst eingeredet wird, sie könnten am Tod der Großeltern schuld sein, halte ich für eine strafrechtlich relevante Kindeswohl-Verletzung durch eine seelische Traumatisierung. Eine solche Verstörung von Kindern ist schwärzeste Pädagogik. Sie kann nur von Menschen gedacht und veranlasst werden, die selbst eine schwere seelische Kindheitsverletzung in sich tragen, deren Abwehr sie so empathielos hat werden lassen. Die eigene schützende Abstumpfung führt dann zu solcher Gefühlslosigkeit gegenüber dem Kindeswohl.

Die Realität ist: Im Alter stirbt man! Und viele Alte wollen auch sterben. Ein Leben im Pflegeheim ist bei der finanziell bedingten, erheblich beeinträchtigten Betreuungsqualität für viele kein wünschenswertes Leben mehr. Corona wird politisch auch hier dazu benutzt, von den inhumanen ökonomischen Interessen, die zum Pflegenotstand geführt haben, mit einer plakativen, verlogenen Fürsorge für die „vulnerable" Gruppe der Alten abzulenken.

Der 3. Weg

Nennen wir es „Große Transformation", „Corona-Diktatur", „Krieg", „Great Reset", „Neue Normalität" – völlig egal – die Zukunft einer neuen Weltordnung – totalitär, global, digital, transhuman – wir entkommen ihr nicht. Wir sind Zeugen, Opfer und Täter eines historischen Gesellschaftswandels, wir sind mittendrin. Wie immer wird es „Sieger" und „Verlierer" geben. So gibt es Menschen, die die neue Zeit fahnenschwenkend begrüßen, die bedenkenlos den Erfolg wollen, gnadenlos alles Menschliche opfern für den „Fortschritt", für die „Menschheit", für den „Frieden" – das hohle Geschwätz der „Moderne" ist immer dasselbe! Und dann natürlich das Heer der Mitläufer, die nie zur Autonomie gefunden haben, und einige wenige, die sich wehren, widersetzen, in die Lager gehen und sich so oder so töten lassen. Was ich sagen will: Es ist eine Maschinerie, die ist nicht zu stoppen, man kann walzen oder gewalzt werden, Hammer oder Amboss sein – und dennoch gibt es immer einen 3. Weg!

Die Geschichtsschreibung freilich bringt immer nur eine Schablone primitiver Einteilung zur Abbildung. Am Ende wird sie die neue Herrschaft preisen oder verurteilen, die Opfer für unvermeidbar oder bedauernswert erklären – und das eigentlich Menschliche weder sehen noch verstehen. Das bleibt dann der bildenden Kunst, der Literatur, der Musik und Bühne überlassen. Aus der großen allgemeinen Veränderung greifen die Künste das Individuelle heraus. Sie vermögen dem Persönlich-Menschlichen ein Denkmal zu setzen, das auf den Schlachtfeldern völlig verloren geht.

Als Kriegskind bin ich mein Leben lang nicht mehr losgekommen von den Fragen, wie ich mich verhalten hätte, wäre ich zum Kriegsdienst eingezogen worden: Wäre ich begeistert marschiert, hätte ich getötet, um nicht getötet zu werden, wäre ich desertiert, hätte ich die Waffe umgedreht, statt eine Erschießung mitzumachen oder hätte ich nur daneben geschossen, hätte ich mich gedrückt und getrickst, wo und wie ich nur kann, oder wäre ich gern Held geworden? Ganz ehrlich, ich weiß es nicht, ich finde von allem etwas in mir und bin überzeugt, dass eine eindeutige Aussage immer nur eine psychische Einengung, eine Störung sein kann. Allenfalls ist sie ein seelischer Kurzschluss, um in einer zumeist unlösbaren Situation eine einfache Antwort zu finden und mich aus allen Zweifeln und der Ratlosigkeit zu erlösen. Bei innerem Zwist hilft es natürlich, das zu tun, was alle tun oder was angeordnet wird und Gesetz ist. Aber das ist dann eben die Reduktion des schwierigen freien Menschseins auf die psychische Enge der Selbstentfremdung. Endlich bekommt die Bitterkeit der Frühtraumatisierung durch Befehl oder Anordnung eine hilfreiche Erleichterung für die Not der Orientierung. Der freie Mensch lebt immer nachdenklich belastet, emotional betroffen und im ständig notwendigen Ringen um Würde. Diese permanente Lebensaufgabe macht aber auch den Reiz des Lebendigen, der Erkenntnis und Entwicklung aus.

Der 3. Weg bleibt der menschliche Weg, egal unter welchen politischen Bedingungen. Er kennt nie Entweder-oder, nie nur Sieger oder Verlierer – auch wenn es von außen so aussehen mag. Kein Sieger ist nur glücklich und kein Verlierer nur unglücklich. Kein erfolgreicher Karrierist ist nur zufrieden und kein Loser immer nur unzufrieden. Und der Mächtige kämpft immer gegen seine Ohnmacht und der Sklave kennt auch die Macht des Giftes. Ein jeder ist zum Guten wie zum Bösen fähig.

In Urteilen und Handlungen auf nur eine Seite fixiert zu sein, bedeutet immer Störung, Krankheit – also z. B. Narzissmus oder Depression.

Das Menschliche bleibt immer das Sowohl-als-auch! Jeder ist immer gut wie auch böse, richtig wie auch falsch, mächtig wie auch ohnmächtig. Selbst Geimpfte sind immer auch „ungeimpft", z. B., solange sie sich frei von den bitteren Wahrheiten über den Impfstoff halten, Ungeimpfte sind immer auch „geimpft", etwa durch belastende Realität.

Der 3. Weg macht es unmöglich, sich nur auf eine Seite zu schlagen: Der 1. und 2. Weg sind immer einseitige und damit falsche Wege, auch wenn der eine zunächst aufs Podest, in die Chefetage, und der andere in ein Lager oder Gefängnis führen sollte. Der Sieger muss schon heute um seinen Erfolg fürchten und der Gefangene darf schon sofort auf seine Befreiung hoffen. Auf dem 3. Weg gibt es nur Dynamik: Zweifel, Veränderung, Risiko, Erkenntnis, Korrektur, Bestätigung, Kritik, Versagen, Schuld, Entschuldigung, Freude, Beziehung, Erfolg – in einem Wort: Lebendigkeit! Ich weiß nie, wie der Tag enden wird, aber ich weiß, ich werde gelebt haben, ich werde mich entwickelt und verändert haben. Die Lust am Leben und die Sinnerfahrung beruhen auf der Gewissheit: Egal, was auch geschieht, ich kann mich damit auseinandersetzen und meine Antwort geben. Das Schlimme zerrinnt an den Antwortmöglichkeiten und das Leichte schenkt den Genuss der Entspannung.

Das Leben im Sowohl-als-auch ist in aller Regel nicht gelernt, nicht geübt, nicht gewollt. Es würde den Erfolg der Kompensation der frühen Selbstentfremdung gefährden. Selbstentfremdung heißt ja, ein fremdes Selbst anzunehmen, das in aller Regel das gewünschte Selbst der Eltern, Lehrer, der situativen gesellschaftlichen Werte ist. Mit dem Erfolg dieser Erziehung, des Durchsetzens der Frühtraumatisierung, wird man zum Gewinner oder Verlierer programmiert und es bleiben einem nur die einseitigen Rollen als „Elite“ oder „Mitläufer“, entweder – oder! Auch Gewinner in einer normopathischen Gesellschaft sind Verlierer ihres Selbst. In das Sowohl-als-auch zu kommen, fordert die Verminderung der Selbstentfremdung. Das geschieht durch selbstverantwortete Bildung und Information, durch Praktiken der Selbsterfahrung, durch Psychotherapie und soziales Lernen in freien Gruppen. Eine Verantwortung, der sich keiner wirklich vor seinem Gewissen entziehen kann. Man kann zwar noch so souverän erscheinen, aber das Gewissen frisst unaufhörlich in der Seele weiter: So entwickelt man Probleme, Sorgen, Konflikte, wird krank und wundert sich, dass Macht, Geld, Besitz und Erfolg nicht mit Zufriedenheit korrelieren.

Lebendiges Leben ist dynamisches Leben zwischen Versuch und Irrtum, Erfolg und Misserfolg, Würdeverlust und Würdegewinn, zwischen Ja und Nein, zwischen Gut und Böse, zwischen wahrhaftig und verlogen. Dass dazu auch das „Negative“, das „Gestörte“ und „Falsche“ gehören – das ist einfach nur menschlich, nichts Besonderes. Zum Schaden wird es dem, der es verleugnet, nicht wahrhaben will und der nicht zur Einsicht und Korrektur bereit ist.

Egal, welcher Extremismus, Faschismus oder Impf-Moralismus herrscht, uns bleibt die ewig menschliche Frage nach Würde und Anstand. Es ist die Frage nach dem 3. Weg, der aus meiner Erfahrung stets fünf Handlungsoptionen eröffnet, die jeder Mensch, zu jeder Zeit in seiner Verantwortung prüfen und entscheiden kann. Es ist die ewige Dynamik zwischen:

- Anpassung
- Widerstand
- Subversivität
- Rückzug
- Gemeinschaft

Gesund und lebendig ist derjenige, der zwischen allen Optionen ständig hin und her „switchen“ kann, je nach Situation, Belastung und Gefahr, und der seine Option jederzeit verändern kann. Verantworten muss er sie immer.

Anpassung: Es geht um die Unterwerfung unter den Willen der Macht. Das beginnt bei den Eltern, Erziehern, Lehrern und Pastoren, setzt sich fort bei Experten, Vorgesetzten und dem staatlichen Regime (durch Gesetze, Verordnungen, verkörpert durch Behörden, Ämter, Militär und Polizei). Es gibt Menschen, denen wurde ihr Wille – ihr Selbst – von Anfang an konsequent gebrochen. Sie wurden praktisch zum blinden Gehorsam gezwungen, und sie werden deshalb nur in Anpassung halbwegs Ruhe finden, ohne ihre grundsätzliche Selbstentfremdung überhaupt noch wahrnehmen zu können. Aber bei den meisten ist es von Anfang an ein Kampf zwischen Unterwerfung und Widerspruch, der meist in Konflikten ausgetragen oder – mit Beschwerden und Erkrankungen verschlüsselt – ausagiert wird. „Pubertät“ ist häufig ein Etikett der Ablenkung, um dem unterdrückten Ringen um Autonomie einen scheinbar unvermeidlichen Entwicklungsbegriff zu geben, ohne den Kampf zwischen Selbst- und Fremdbestimmung zu erkennen. Die unruhigen Jahre sind meistens dann vorbei, wenn man sich der Fremdbestimmung ergeben hat.

Menschen mit früher Bedrohungsangst, Besetzungsangst, Liebesverlustangst, Autonomieangst, Entwicklungsangst sind besonders gefährdet, sich „freiwillig“ und „gern“ anzupassen und jede eigene Regung selbst zu kontrollieren und zu verhindern.

Daneben gibt es noch eine zweite Anpassung: die jeweilige Reaktion auf eine bestimmte Lage. Die situative Entscheidung und Leistung ist etwas anderes als die aufgenötigte strukturelle Selbstentfremdung permanenter Anpassungsbereitschaft. Dynamisch geht es um die ganz persönliche Entscheidung – bei relativer Entscheidungsfreiheit –, das unmittelbar praktische Handeln einer Situation anzupassen oder nicht. Alter, Geschlecht, berufliche Abhängigkeit, situative Gegebenheiten, konkrete Konsequenzen fließen in die Frage der Anpassung ein. Was muss ich leisten, um keine existenziellen Nachteile zu erleiden, wieviel Anpassung ist notwendig, kann ich tricksen und betrügen? Bin ich auf einer Behörde mit staatlichen Machtbefugnissen, bei einem Vorgesetzten, der auch entlassen, in einer Gruppe, einem Verein, einer Partei, die „Disziplin“ erwarten kann? Oder stecke ich mit Freunden im Meinungsstreit, in einer Partnerschaft mit unterschiedlichen Bedürfnissen? Um was geht es? Wie herabwürdigend ist der Preis der Anpassung oder ist er eigentlich real unbedeutend? Wieviel Streit und Konflikt halte ich gerade aus? Brauche ich den Kampf oder will ich lieber meine Ruhe haben? Bei aller Anpassung wird jeder seine „rote Linie“ haben (müssen!), bei deren Überschreitung der Würdeverlust nicht mehr heilbar ist oder eine existenzielle Bedrohung erreicht wird, die ohne Anpassung nicht mehr überstanden werden könnte.

Es gibt also nicht nur Anpassung oder Nichtanpassung, sondern von jedem Verhalten immer nur mehr oder weniger, um ohne großen Schaden durch eine Situation zu kommen oder ohne Nachteile zu akzeptieren. Im nächsten Augenblick kann ich neu entscheiden: Anpassung verstärken oder verweigern – immer situativ entscheiden, korrigieren und verantworten, was zu tun ist. Ein Optieren zwischen Selbstverrat und Fremdverrat, zwischen Rettung und Verlust.

Widerstand: Er ist der Gegenspieler zur Anpassung. Im Widerstand befinden sich strukturell die Verletzten, Gekränkten, Vernachlässigten, die Herabgewürdigten. Ihr Widerstand ist nicht nur Mut, sondern auch späte Rache, ein Protest, der zur Reparatur der Würde gebraucht wird. Widerstand erwächst auch aus Wissen, Information, Verantwortung und Verpflichtung. Bei klarer Erkenntnis von politischen Fehlentscheidungen und behördlicher Willkür ist Widerstand ein Bürgerrecht.[52]

Widerstand ist immer mit erheblichen Risiken, Gefahren und schmerzlichen Konsequenzen verbunden. Wer Widerstand leistet, wird immer abwägen müssen, wieviel Kraft und Mut er hat, welche Unterstützung möglich oder Feindseligkeit

52 Es ist strittig, für welche Art von Widerstand man Artikel 2, Satz 4 des Grundgesetzes heranziehen kann, wo es heißt: „Gegen jeden, der es unternimmt, diese Ordnung zu beseitigen, haben alle Deutschen das Recht zum Widerstand, wenn andere Abhilfe nicht möglich ist." Das dort gemeinte Widerstandsrecht ermächtigt zum Kampf gegen Versuche, die verfassungsmäßige Ordnung, also Volkssouveränität, Wahlrecht, Föderalismus, Sozial- und Rechtsstaatlichkeit abzuschaffen. Die Bedingung, „wenn andere Abhilfe nicht möglich ist" – weil z. B. das Bundesverfassungsgericht als Hüter der Verfassung entmachtet wurde – muss erfüllt sein und verweist auf den Ernst der Lage: Es geht um das große Ganze, das der Bürger notfalls mit der Waffe in der Hand verteidigen darf. Davon zu unterscheiden ist der „zivile Ungehorsam", der Widerstand innerhalb eines intakten Rechtsstaates: Protest trotz Verbot, Boykott, Verweigerung, Sitzblockade, unerlaubte Corona-Spaziergänge und andere Formen von Regelverstoß, die unter Umständen strafbar sein können.

zu befürchten ist, wie die Rechtslage ist. So steht permanent die Frage, wann kann/muss ich Widerstand meiner Ehre wegen oder wegen der Wahrheit oder zur Verteidigung Anderer oder bestimmter Werte leisten. Was kann ich aushalten, welche Konsequenzen kann ich ertragen oder auch nicht. Ein Leben ohne Widerstand ist hohl und leer, ein Leben im permanenten Widerstand ist vergiftet. Wie bei allen situativ-dynamischen Entscheidungen ist es hilfreich, über Umfang, Art und Weise von Widerstand im kritischen Austausch mit Dritten zu stehen, sich wechselseitig zu unterstützen und zu korrigieren. Es empfiehlt sich zu prüfen, ob Widerstand aus früher Kränkung oder aus Einsicht in reale politische Fehler ausgeübt wird, um Affekt und rationale Begründung voneinander trennen zu können.

Subversivität: Das kennt wohl jeder, die Diskrepanz zwischen öffentlich und privat, zwischen äußerlich und innerlich – in der Kindheit lästerten wir gerne: „Oben hui, unten pfui!", um auf das falsche Herausgeputzte über dem seelisch und körperlich Schmuddeligen aufmerksam zu machen. In jeder Familie wird darauf geachtet, dass Familiäres nicht nach außen getragen wird. Kinder und Erwachsene beachten Schranken der Information und selbst Paare sind sich darin einig, dass der Andere nicht alles wissen sollte. Oft wird zwischen Lüge und „Nicht-alles-Sagen" deutlich unterschieden.

Das Leben in der DDR war für viele grundsätzlich subversiv: in der Schule das Halstuch der „Jungen Pioniere" oder das blaue FDJ-Hemd – zu Hause die betonte Missachtung dieser Unterwerfungsfetische. In der Schule das dumme Nachgequatsche des geforderten „Staatsbürgerunterrichtes" – zu Hause Westfernsehen oder Verhöhnung der politischen Phrasen. Unabhängig davon, dass die Lüge auch unter normalen Verhältnissen das soziale Klima schützt, war die Doppelzüngigkeit in der DDR eine subversive Überlebensstrategie. Auch hier hatte jeder seine „rote Linie", wieviel Selbstverrat fürs soziale Überleben noch akzeptabel war. Und den Denunzianten war schon immer die Verachtung sicher.

Subversivität meint keine Gesetzesverletzung, kein strafbares Verhalten, sondern sie ist eine Waffe gegen eine Übermacht. Das geschickte Ausweichen, der kleine Betrug, die Verweigerung, der passive Widerstand, das Sich-dumm-stellen, bewusst Fehler zu machen und sich zu entschuldigen – dies sind lauter Mittel und Wege, die das Kind schon lernt, um sich unerträglichen, verlogenen, falschen Eltern und Lehrern zu entziehen. Gegen den erzwungenen Gehorsam, die beschämende Unterwerfung unter einen fremden Willen, sucht die Würde nach Ausgleich. Man kann zustimmen und sich doch real ganz anders verhalten. Man kann „ja" sagen und doch „nein" leben oder andersherum. Der Obrigkeit eine unerwünschte Wahrheit zu sagen, mag mutig und bewundernswert sein, aber um welchen Preis? Lohnt die Sache überhaupt? Dringt man durch den Panzer der Macht und der Dummheit oder ist es besser zu schweigen, sich seinen Teil zu denken und einfach nach den eigenen Maßstäben zu handeln oder sich heimlich zu verweigern?

Man muss nicht die Willkür kranker Macht akzeptieren, kann so tun *als ob* und sich real nach eigenen Maßstäben entscheiden. Man muss ja nicht darüber reden. Im Umgang mit einer ungerechten, falschen, verlogenen Übermacht ist das ethisch aus meiner Sicht – im Sinne der Psychohygiene und persönlichen Würde – völlig in Ordnung, ja nahezu geboten, um nicht krank und böse zu werden. In privaten Beziehungen bewerte ich das anders: Gewiss mögen rigorose Ehrlichkeit und Offenheit zuweilen nicht hilfreich sein, der bewusste Betrug im Denken und Handeln aber ist beziehungszerstörend und Subversivität keine hilfreiche Option.

Rückzug: Es gibt Menschen, die suchen das Leiden. Sie haben einen Partner, an dem sie permanent leiden können, oder einen Vorgesetzten, einen Nachbarn, einen Lieblingsfeind. Sie haben Themen, über die sie sich ständig erregen und ärgern können, schauen mit Absicht die Talkshows, die Fremdschämen garantieren. Warum? Sie leben im Gefühlsstau und pflegen ein Ventil der permanenten, ersatzweisen Abreaktion. Das falsche Objekt, gegen das man sich erregt, das man auch ernsthaft wirklich bescheuert finden kann, garantiert eine Entlastung, aber nie Befreiung.

Und es gibt Menschen, die möchten sich am liebsten aus allem heraushalten, nichts Belastendes hören, sehen, wissen. Sie leben in permanenter Immigration. Sie sind aus dem Leben der Familie, des sozialen und politischen Umfeldes emigriert und in eine eigene „freie" Welt immigriert. Sie meiden Kontakte und Informationen und kultivieren die eigene Welt: Sie haben den „Autismus" gewählt – mit oder ohne wirklichen Autismus –; die Grenzen der freien oder behinderten Entscheidung verschwimmen. Auf jeden Fall ist es eine Schutzhaltung vor schmerzlichsten inneren und bedrohlichen äußeren Realitäten.

Der Rückzug als Verhaltensoption bei gesellschaftlicher Normopathie ist empfehlenswert, um an der gestörten politischen Realität nicht permanent und stellvertretend – zur Verleugnung individueller Probleme – zu leiden. Aber man sollte sich auch nicht der falschen Hoffnung hingeben, es werde schon irgendwie wieder gut, wenn man nichts mehr weiß. Dieser notwendige Rückzug, ein Zurückweichen vor unerträglichen Verhältnissen, schwankt zwischen Schutz und Verleugnung.

Es geht um eine situative, freie und begrenzte Entscheidung, sich dem dummen Gedöns des falschen Lebens aus Gründen der Erholung zu entziehen, Kraft zu schöpfen, Resilienz zu fördern und zu entspannen. Eine Ruhepause im Stress, um sich zu sammeln, sich auf Eigenes und Wesentliches zu fokussieren, die Lebensreflexivität zu beleben, gewohntes Denken und Verhalten kritisch infrage zu stellen.

Rückzug meint also: mediales Fasten, Abstinenz von alltäglichen Informationen, in die Natur gehen, wandern, musizieren, singen, tanzen, Fühlung zu Tieren suchen und beleben. Man sollte meditieren, innere Seelenreisen initiieren, man kann beten und phantasieren. Sich für einige Zeit aus gewohnten Abläufen, aus Verpflichtung und Verantwortung herausnehmen und reflektieren und, ganz wichtig, Raum und Zeit für Gefühlsentladung schaffen. Man braucht nur entspannt zu liegen, ruhig und tief zu atmen und es werden Emotionen aufsteigen und sich entladen wollen. Das kann jeder lernen: Dem Schizoiden und Gehemmten wird Rückzug leichter fallen, für die Narzissten ist es schwieriger, weil sie ohne äußeres Getöse ihre innere Verunsicherung zu spüren bekommen. Aber es gibt Berater, Coaches, Psychotherapeuten. Jeder sollte den Wert von Sonntag, Sabbat, Feierabend, Ruhetag für die Psychohygiene wertschätzen.

Gemeinschaft: Egal, was ist oder was noch kommt, am wichtigsten bleibt die kleine Gemeinschaft – Familie, Freunde, Kollegen, offene Menschen. Sozialer Halt ist der wichtigste Schutz vor jedem politischen Totalitarismus. Es gehört zum Wesen jeder Gesellschaftspathologie, ehrliche Beziehungen vergiften, zerstören und verhindern zu wollen. Macht braucht Angst, Misstrauen, Verdächtigungen, organisiert Streit und Konflikte, streut Lügen.

Warum ist das so? Weil Macht in aller Regel nicht aus Kompetenz und sozialer Reife erwächst, sondern aus Tricks, Betrug und Störung! Gerade der Narzissmus, der fast immer die Macht besetzt, muss ständig um diese bangen, da sie keine natürliche Basis hat, sondern Ersatz für Selbstentfremdung bedeutet.

Die Gemeinschaft, die ich meine, ist machtfrei, aber voller Kompetenz und Authentizität, da Selbstentfremdung vermindert oder gar überwunden ist. Der haltgebende, tragende Wert der kleinen Gemeinschaft ist die Möglichkeit, sich unverstellt – ohne soziale Maske – zu zeigen, mitzuteilen, zu fühlen, in der Gewissheit, empfangen und angenommen zu werden. Man muss dabei überhaupt nicht einer Meinung sein, einer Aussage zustimmen oder sie teilen, aber jede Mitteilung wird als eigenes Erleben bestätigt und wertgeschätzt. Idealerweise kann man dabei auch Hintergründe und Zusammenhänge reflektieren und dadurch vertiefte Erkenntnis gewinnen – aber es geht nicht um Zustimmung, sondern um Empfangen- und Bestätigt-Werden: „Ach, so denkst, empfindest du – das ist ja interessant, ich verstehe dich aus deiner Erfahrung!" Und es ist ein großartiges Gefühl, einen anderen Menschen empfangen zu dürfen und verstehen zu wollen. Eine solche Beziehungskultur verbürgt eine unerschöpfliche, unbegrenzte soziale Wertschöpfung – sie gibt Trost, Ermutigung und Unterstützung in nie endender Selbsterfahrung. Das ist Liebe, in den Armen eines anderen weinen zu können, gehalten zu sein und bestätigt zu werden. Nicht Inhalte müssen bestätigt werden, sondern Gefühle und Selbsterkenntnis. Übereinstimmung kann zwar Trost und Kraft schenken, aber ist nicht nötig, damit ich mich in meinem Erleben empfangen und verstanden fühlen kann.

Eine solche Gemeinschaft lebt von der Bereitschaft und Verantwortung eines jeden. Er sollte zuhören, aufnehmen, verstehen und sich ebenfalls öffnen wollen. Das ist nicht immer leicht, denn die Selbstentfremdung zwingt oft zum eingeschränkten Hören und Verstehen. Aber das lässt sich verbessern: Jeder kann sich im *aktiven Zuhören* üben, zu sagen, was man gehört und verstanden hat, um die Sicht des anderen möglichst unverzerrt zu spiegeln. Die Neugier, das Interesse an anderen und fremden Erfahrungen und Einstellungen wachsen mit der Selbstreflexion: Je mehr ich mich erkenne oder je weniger ich mir etwas vormachen muss, umso besser können mich andere bereichern, beleben, anregen.

Die beziehungskulturelle Gemeinschaft lebt davon, von sich zu reden (nicht mehr über ...) und vom Anderen empfangen zu werden, ebenso wie von der Bereitschaft, selber zuzuhören, zu empfangen und zu verstehen. Mehr Menschliches gibt es nicht! Da braucht es keine peinlichen Talkshows mehr. Beziehungskultur ist das genaue Gegenteil.

Der 3. Weg ist kein festgeschriebener Pfad, sondern eine permanente Orientierungshilfe im Dschungel der Lügen und Verführungen. Es ist der Weg der Selbstreflexion und Selbstbesinnung. Es geht nicht um Sachdiskussion, um Pro und Contra, sondern nur um individuelles Erleben im Sowohl-als-auch. Die Selbstentfremdung durch die Ängste der Bedrohung, Besetzung, Selbstunsicherheit, Abhängigkeit, Hemmung, Erpressung, des Alleingelassen-Seins und der Überforderung kann sich in einer beziehungskulturellen Gemeinschaft von Politik, Wissenschaft und Moral argumentativ ablösen und eine individuelle Bedeutung mit ganz persönlichem emotionalen Abfluss finden. Mehr Befreiung geht nicht, auch wenn Freiheit nie ganz erreicht werden kann.

Die Aufgabe und Kunst des 3. Weges besteht darin, sich in allen fünf Verhaltens-Optionen sehen zu können und zu üben.

Es geht praktisch jeden Augenblick darum, zwischen den fünf Möglichkeiten situativ zu entscheiden, sich jederzeit zu korrigieren und am besten in kleiner Gemeinschaft kritisch zu reflektieren. Es ist der unendliche Weg herauszufinden, was unvermeidlich ist, was möglich ist, was gewagt werden kann, worauf verzichtet werden kann oder muss, was korrigiert werden muss. Es ist immer nur für den Augenblick – es gibt keine vorgeschriebene Moral oder verpflichtende Gesinnung – es gibt nur die kritische Selbstreflexion, den sozialen Austausch, die aus Gefühlen wachsende Sicherheit und die Verantwortung für das eigene Leben. Es geht nicht um politische Haltung, ideologische Überzeugung, moralische Verpflichtung oder religiösen Glauben – es geht einzig und allein um Selbsterkenntnis und Selbstverantwortung in sozialer Bezogenheit. Ein offenes Selbstbild zu haben, anstatt von sich und seiner Position überzeugt zu sein – das macht den Unterschied.

Der 3. Weg ist dynamisches Leben. Sicherheit bietet nicht der gefestigte Charakter, sondern die Orientierung an der eigenen Würde in der nie endenden Auseinandersetzung mit Zwang, Pflicht, Freiheit und Verantwortung. Wir neigen dazu, auf der Grundlage von Wissen und Information eine Meinung zu vertreten und zu handeln und übersehen dabei, dass unbewusste Motive, oft Symptome der Selbstentfremdung, die Auswahl unserer Informationen wesentlich bestimmen. Von dieser Beschränkung kann man sich allmählich emanzipieren, wenn man sich Zeit nimmt, auf die körperlich-emotionalen Reaktionen in einer Entscheidungssituation zu achten. In der Psychotherapie gibt es dafür eine von E. T. Gendlin entwickelte

Methode: „Focusing“[53]. Mit dieser Übung findet man Bilder, Gefühle, Worte, die eher aus dem Unbewussten kommen und uns mehr Echtheit und Wahrheit ermöglichen. Es gibt das Erleben einer situativen Erkenntnis-Gewissheit, die braucht dann keine trotzige oder hysterische Betonung und Verteidigung, zumal sie um ihre Veränderbarkeit je nach Situation weiß.

53 E. T. Gendlin, J. Wiltschko, „Focusing in der Praxis“, 2007.

Hilfe gegen Selbstentfremdung

Eine frühe Selbstentfremdung ist nur zu verhindern durch eine optimale Frühbetreuung der Kinder – wie ich sie in den positiven mütterlichen und väterlichen Beziehungsqualitäten beschreibe:

1. Mutterannahme (das Gegenteil von Mutterbedrohung): Die Mutterannahme bedeutet die prinzipielle Akzeptanz der Mutterschaft durch die werdende Mutter. Ihre innerste Einstellung zu ihrer Schwangerschaft ist: „Ich freue mich auf Dich." „Du darfst sein, mein Kind!" „Du sollst sein!" „Ich will Dich!"

In Therapien bei gestörter Mutterannahme habe ich immer wieder feststellen müssen, dass der mütterliche Einfluss auf das Kind nicht durch bewusste Gedanken und Worte vermittelt wird, sondern durch die – oft unbewusste – Einstellung der Frau zu Mutterschaft und Mütterlichkeit. Das ist in erheblichem Maße abhängig davon, wie sehr sie selbst von ihrer Mutter gewollt war und angenommen wurde. Wer keine grundsätzliche Lebensberechtigungs- und Willkommenserfahrung machen konnte, dem fehlt praktisch eine Lebensbejahung. Die kann dann auch nicht weitergegeben werden. Natürlich sind für eine Mutterannahme auch die situativen Faktoren wichtig, ob Schwangerschaft und Mutterschaft gewollt sind und gut zur Lebensplanung passen, ob die Partnerbeziehung eine gute Elternschaft zulässt und die politischen, sozialen und ökonomischen Bedingungen familienfreundlich und mütterlichkeitsfördernd sind.

Mutterannahme verschafft dem Kind eine grundlegende Gewissheit: „Ich bin gewollt!“ „Ich bin berechtigt!“ „Es ist gut, dass ich da bin!“

Mutterannahme verhindert eine grundsätzliche Selbstentfremdung, weil sie die Bedrohungsangst verhindert, permanent um seine Lebensberechtigung kämpfen zu müssen. Damit steht die gute Mutter „für Urvertrauen und Selbstgewißheit, sie vermittelt über zuverlässige Präsenz Sicherheit, Schutz und Trost und ermöglicht vertrauensvolle Bindungserfahrungen und als wesentliche Befriedigungsquelle garantiert sie Sättigung, Beruhigung und Entspannung. So sorgen die wichtigsten mütterlichen Fähigkeiten – gebären, nähren und gewähren – für eine grundlegende primär-narzisstische Bestätigung und Befriedigung.“[54]

2. Mutterfreiheit (das Gegenteil von Mutterbesetzung): Mutterfreiheit ist die selbstverständliche Überzeugung und Einstellung der Mutter, dass ihr Kind ein eigenes, von ihr letztlich unabhängiges Leben führen lernen muss. Sie lässt das Kind frei, sich selbst zu finden, das Leben neugierig zu entdecken, sich auszuprobieren, seine Potenziale zu entfalten und ist dabei eine wohlwollende, verstehende, spiegelnde Begleiterin. Sie ist neugierig auf ihr Kind, wie es ist und wie anders als sie es ist, ohne manipulierenden Einfluss. Die Mutter bietet eine Basisversorgung an Empathie, Verständnis, Bestätigung, Versorgung und Schutz, wodurch das Kind in der gesicherten Überzeugung

54 H.-J. Maaz, „Der Lilith-Komplex und die Gesundheit des Mannes“, in: *der mann. Wissenschaftliches Journal für Männergesundheit*. Jg. 2003, Heft 1, S. 11.

leben kann: „Ich erfahre Verbundenheit durch emotionale Zustimmung und kritische Sorge – ich bin frei, mich zu finden!“

Mutterfreiheit verhindert eine Besetzungsangst und damit eine grundsätzliche Selbstentfremdung vom freien, eigenen Leben. Ganz anders die Mutterbesetzung, die zu permanenter Vorsicht, Misstrauen, Zurückhaltung und Verweigerung führt.

3. *Mutterliebe* (das Gegenteil von Muttermangel): Mutterliebe ist die selbstverständliche, unverbrüchliche, bedingungslose Zuneigung zum Kind: „Weil du mein Kind bist, liebe ich dich!“ Nicht, was die Mutter für Liebe hält oder glaubt, aus Liebe zu tun, ist entscheidend, sondern was das Kind als Liebe erfährt. Das setzt Einfühlung in das Innenleben des Kindes voraus – was sehr schwierig wird, wenn eine Mutter sehr viel mit sich selbst zu tun hat. Es geht um das Verstehen der Signale und Reaktionen des Kindes – vor allem noch *vor* der Sprachentwicklung –, um das zu tun, was das Kind braucht. Liebe ist, dafür zu sorgen, dass es dem Anderen (dem Kind) gut geht. Dazu muss das Erleben und Fühlen, müssen Mimik und Gestik, muss der Gefühlsausdruck des Kindes empfangen und möglichst unverzerrt gespiegelt werden. Auch die Ängste, die Ratlosigkeit und Verzweiflung, die Schwächen, Fehler und Begrenzungen des Kindes werden mit Verständnis gespiegelt, also nicht ausgeredet, schöngefärbt, bagatellisiert und mit falschem Trost weggewischt. Trösten heißt nicht „Es wird alles gut!“ oder „Ist doch nicht so schlimm!“, sondern das weinende Kind in den Arm zu nehmen, zu halten mit der Einstellung oder den Worten: „Ja, das tut jetzt weh, weine mein Kind!“ oder „Ja, das ist empörend, verletzend, lass deine Wut zu!“ Liebe ermöglicht also auch, berechtigte Wut, unvermeidbaren Schmerz, Trauer

über Verluste und Begrenzungen zuzulassen und miteinander durchzustehen.

Die Schwierigkeiten, die dabei entstehen können, resultieren aus der Qualität der Gefühle des Kindes. Echt oder appellativ? Ein schon selbstentfremdetes Kind lernt schnell, Gefühle erpresserisch einzusetzen, wenn die eigentlichen Bedürfnisse von den Eltern weder erkannt noch bestätigt werden.

4. Mutterbestätigung (das Gegenteil von Muttervergiftung): Mutterbestätigung ist eine Einstellung zum Kind: „Sei und werde, wer du bist und werden kannst!“ Das Kind wird damit auf Selbstwahrnehmung orientiert, auf Selbsterfahrung und Selbstreflexion. Es wird beim Verstehen von sich selbst wohlwollend von der Mutter unterstützt. Die Mutter vermittelt dem Kind ihr Interesse und ihre Neugier, das Kind immer besser verstehen zu wollen: „Wer bist du?“, „Wie bist du?“ Und: „Wie nicht?“ Das Kind bleibt prinzipiell für seine Individuation und Entwicklung freigelassen und erfährt sich als akzeptiert, auch und besonders, wenn es sich ganz anders verhält und entwickelt als die Mutter sich das gedacht und gewünscht hat. Die prinzipielle Andersartigkeit und Einmaligkeit des Kindes darf nicht zur Störung erklärt oder mit Vorwurf und Abwertung bestraft werden. Aber ein abweichendes und auffälliges Verhalten des Kindes darf auch nicht in falscher Liberalität einfach hingenommen werden, sondern es geht immer um die Frage: Handelt es sich um einen originären Selbstausdruck des Kindes oder ist es ein Symptom einer möglichen Fehlentwicklung, z. B. als Protestagieren bei erlittener, erzwungener Selbstentfremdung?

5. Vaterannahme (das Gegenteil von Vaterterror): Der gute Vater, hierin nicht anders als die gute Mutter, bestätigt die Lebensberechtigung und die Existenz des Kindes mit der Einstellung: „Du bist willkommen!“ „Entwickle dich, entfalte dich nach deinen Möglichkeiten – ich begleite dich unterstützend!“ „Riskiere etwas und verantworte dein Handeln!“

Der annehmende Vater muss selbst mutterabgelöst sein. Er darf deshalb seine Partnerin nicht als Muttterersatz (miss-) brauchen und sein Kind auch nicht als Konkurrenten um die Muttergunst erleben, sondern als Erweiterung und Fortführung des Lebens.

6. *Vaterfreiheit* (das Gegenteil von Vatererpressung): Der freilassende Vater will nicht den Weg des Kindes bestimmen, sondern lässt dem Kind die Freiheit, sich zu entdecken, sich auszuprobieren, letztlich den ureigenen Weg mit dem vorhandenen Potenzial zu finden und auch Einschränkungen zu akzeptieren. Den Vater freut, wenn sich sein Kind verwirklichen kann und eine befriedigende Lebensqualität erreicht. Der Vater braucht nicht die Nachfolge, nicht das Kind als Adepten, weil er selbst sein Leben erfüllend gestaltet. Er vermittelt Anerkennung und Respekt für den originären Lebensweg seines Kindes. Er steht auch mit beratender Anregung und Kritik zur Verfügung, er ist bemüht, die Talente des Kindes zu fördern, wie auch dessen Schwächen zu akzeptieren. Im Freilassen des Kindes realisiert sich väterliche Liebe.

7. *Vaterförderung* (das Gegenteil von Vaterflucht): Der Vater ist hilfreich engagiert. Die grundsätzliche väterliche Einstellung ist: „Ich unterstütze und fördere dich gern.“ Der Vater ermutigt, regt an, bietet Neues an, lässt probieren und riskieren. Er erkennt Begabungen und Schwierigkeiten und fördert die gegebenen Möglichkeiten ohne besondere Strenge oder Erwar-

tungsdruck. Der Vater vermittelt spielerisch Welterkundung und lustvolle Lebensgestaltung, ohne unvermeidbare Mühen und Anstrengungen zu verleugnen und Enttäuschung und Begrenzungen zu bagatellisieren. Er fördert auch notwendige und sinnvolle Lebensstrukturen und die Akzeptanz von Pflichten. Der Vater freut sich mit seinem Kind, hält es in seinem Schmerz und bestätigt angemessen Bedauern über Begrenzung und Trauer über verlorene Chancen. Vaterförderung ist Mentorenschaft!

8. *Vaterverständnis* (das Gegenteil von Vatermissbrauch): Vaterverständnis signalisiert dem Kind, dass Begrenzung eine natürliche Selbstverständlichkeit des menschlichen Lebens ist. Nicht nur die Lebenszeit ist begrenzt, auch die individuellen Fähigkeiten und sozialen Möglichkeiten sind begrenzt. Der Vater vermittelt das Verständnis für die Polarität des Lebens: für Geburt und Tod, für Werden und Vergehen, für Anfang und Ende. Er lehrt damit auch Lebensstruktur. Wenn mit Vaterförderung Leistung, Anstrengung, Verantwortung und Pflicht vermittelt werden, ohne ehrgeizig zu übertreiben, so wird mit Vaterverständnis übermittelt, dass alles Wollen nicht grenzenlos sein kann und alle Mühen ein berechtigtes Ende finden dürfen, was andererseits nicht heißt, sich das Leben zu leicht und zu bequem einzurichten

Vaterverständnis verkörpert das Realitätsprinzip, es setzt die Lebenswirklichkeit gegen Wachstumswahn und Leistungssucht.

Diese wünschenswerten elterlichen Beziehungsqualitäten sind natürlich Idealvorstellungen. Die Lebensrealität sagt: „Keine Mutter ist perfekt“[55]. Bei meiner klinischen Forschung zu den Ursachen der Frühtraumatisierung der Kinder spielen die Mütter naturgegeben die entscheidende Rolle. Sie haben durch Schwangerschaft, Geburt und Stillzeit eine hervorgehobene Bedeutung für das Kind, stehen mit ihm in einer Beziehung, die in dieser Form durch niemanden ersetzbar ist. Wenn ich über die große Bedeutung von Müttern spreche, erfolgt oft ein Abwehr-Angriff: „Dann sind wohl an allem die Mütter schuld?“ Meine Antwort: „Natürlich nicht an allem, aber die mütterliche Versorgung des Kindes in den ersten zwei bis drei Lebensjahren ist maßgeblich für dessen weiteres Leben.“ Wie die Mutter ihre Verantwortung in dieser Zeit wahrnimmt, entscheidet über Bindungsfähigkeit, Identität, Selbstwert und Eigenständigkeit des Kindes; es prägt wesentliche Strukturen der Persönlichkeit, da diese in jener Phase ihre frühe Formung oder Vernachlässigung oder gar Traumatisierung erfahren. Die gute Mütterlichkeit wird natürlich immer auch begrenzt von den „Lilith-Anteilen“ in jeder Frau,[56] von den ganz individuellen Bedürfnissen, die neben den mütterlichen Funktionen bestehen: eine eigenständige Frau zu sein, sexuelle und berufliche Interessen zu befriedigen, eine Partnerschaft zu führen. Eine psychisch und hormonell beeinflusste „Mutterschaftskonstellation“[57] hilft der zur Mutter gewordenen Frau, eine „primäre Bezogenheit“ zu ihrem Kind zu entwickeln und alle anderen Interessen und Bedürfnisse vorübergehend etwas einzuschränken. Der konkurrierende, unvermeidbare Lilith-Komplex – also die Begrenzung mütterlicher Fähigkeiten durch andere natürliche Bedürf-

55 H.-J. Maaz, J. Szöllösi, „Keine Mutter ist perfekt“, 2019.

56 H.-J. Maaz, „Der Lilith-Komplex“, 2003.

57 Siehe D. Stern, „Die Mutterschaftskonstellation“, 2020.

nisse – wird nur dann zum Problem, wenn man ihn verleugnet und sich für das Kind eine ausschließliche, großartige, volle Mütterlichkeit einredet und zu vermitteln bemüht ist.

Nicht, was die Mutter zu ihrer Mütterlichkeit denkt und sagt, nicht, was sie lernt und sich antrainiert, um eine möglichst gute Mutter zu sein – was natürlich auch höchst ehrenwert ist –, entscheidet über die mütterlichen Beziehungs- und Bindungsqualitäten, sondern was als Beziehung vom Kind erlebt wird: Wo erfährt es Bestätigung, Verständnis, Förderung, wo aber Ablehnung, Manipulation und Nicht-gespiegelt-Werden? Deshalb ermutigen wir mit unseren Angeboten der „Hans-Joachim Maaz – Stiftung Beziehungskultur“ dazu, die eigenen mütterlichen und väterlichen Beziehungsmöglichkeiten zu erfahren, selbst erlittene Einschränkungen zu überwinden, aber immer auch vorhandene Begrenzungen zu akzeptieren. Dem Kind ist mehr geholfen, wenn es eine begrenzte Mütterlichkeit, die es ja sowieso wahrnimmt, auch erklärt und begründet bekommt, als wenn ihm falsche Liebe eingeredet wird: „Das mache ich ja nur aus Liebe zu dir.“ Die sprachliche Bekräftigung ist eigentlich ohnehin völlig überflüssig und dient eher der Verwirrung, denn das Kind erlebt Liebe oder eben nicht. Besser wäre zu bestätigen, dass die Mutter zurzeit belastet, überfordert, mit eigenen Problemen beschäftigt ist und deshalb sich nicht ausreichend auf die Bedürfnisse des Kindes einstellen kann, als dem Kind eine Liebe zu beteuern, die es in diesem Moment gar nicht empfängt. Der große Unterschied liegt darin, ob man dem Kind sagen kann „Ich bin gerade nicht wirklich bei dir, weil ich die und die Probleme habe!“ oder das Kind belastet: „Das musst du doch einsehen!“, „Du musst doch Rücksicht nehmen!“, „Du verlangst aber wirklich zu viel.“, „Du nervst!“ Kurzum, eine begrenzte Mütterlichkeit als Ich-Botschaft zu vermitteln, hilft dem Kind mehr als eine falsche Liebesbeteuerung oder wenn es mit einer Du-Botschaft belastet wird. Über eine begrenzte Mütterlichkeit kann das Kind weinen und schimpfen und mit dieser angemessenen emotionalen Reaktion gesund bleiben. Mit einer geheuchelten, nicht echten Botschaft wird das Kind verwirrt – was stimmt nun: das Gesagte oder das Erlebte? Es kann sich dann nicht angemessen emotional regulieren, bleibt im ungeklärten Stress mit negativen Auswirkungen auf die Persönlichkeitsstruktur.

Wer Eltern ist oder werden will, der ist schon verpflichtet, über die eigenen mütterlichen und väterlichen Beziehungsqualitäten nachzudenken. Dazu gehört, die inneren – bei eigener früher Traumatisierung – und äußeren Einschränkungen und Behinderungen (durch Partnerschaftskonflikte, als alleinerziehende Mutter oder alleinerziehender Vater, durch soziale und ökonomische Zwänge) gut zu erkennen, die eigenen Verletzungen emotional zu verarbeiten und mütterliches und väterliches Verhalten zu verbessern. Eine *Elternschule* sollte in erster Linie ein Selbsterfahrungsprozess sein und nur nachrangig Information, Wissen und Beratung vermitteln. Es geht weniger um Lehre als um Selbsterkenntnis und Befreiung aus der eigenen Selbstentfremdung. Und dazu gehört dann auch, wie man mit Kindern hilfreich kommuniziert: Vor allem durch Ich-Botschaften und Vermeidung von Du-Botschaften. Selbst notwendige Begrenzungen können persönlich übermittelt werden: „Ich halte das jetzt für notwendig, weil … (ich die und die Sorgen, Bedenken, Ängste habe oder befürchte, dass … oder ich das jetzt so entscheiden muss, weil ich auch die Konsequenzen zu verantworten habe)." Die Kommunikation mit Kindern ist nur begrenzt partnerschaftlich möglich, es werden immer auch klare Grenzen, Gebote und Verbote vermittelt werden müssen.

„Du musst …!“ kann unvermeidbar sein, aber meistens ist besser: „Ich entscheide für dich so, weil …!“

Für gute Mütterlichkeit und Väterlichkeit kann man politisch kämpfen, man kann aufklären und informieren und engagierten Eltern helfen, die Beziehungsmöglichkeiten gut zu kennen und verbessern zu lernen.

In einer narzisstischen Gesellschaft ist es unmöglich, dass die Politik jemals die Frühbetreuung von Kindern verbessern könnte, weil Politiker kraft ihrer narzisstischen Störung an der Macht sind. Sie haben sich in der Regel durch besondere Bemühungen und durch Konkurrenzkampf Machtpositionen erobert, um den eigenen infrage gestellten Selbstwert zu kompensieren. Mit der Erkenntnis dieser Ersatzbemühungen müssten sie den eigenen Lebensweg anders bewerten und auf neurotischen Geltungsdrang verzichten lernen, um endlich zu sich selbst zu finden. Das ist unrealistisch, solange Macht Erfolg hat, und deshalb ist es auch völlig unrealistisch, dass narzisstisch geprägte Politiker Empathie für die Entwicklungsprobleme von Kindern aufbringen könnten, da sie dann ja auch ihre eigene frühe Selbstentfremdung erkennen müssten.

Alles in allem können Führungskräfte in einer narzisstischen Gesellschaft kein Interesse haben, dass es den Kindern besser gehen könnte, als sie es selbst erlebt haben – oft unter der Verklärung, die erfolgreiche Anpassung an die erwartete Entfremdung sei gesundes Leben gewesen, weil ja von außen der Erfolg bestätigt worden ist. Es fehlt also störungsbedingt völlig an Empathie für die wirklichen kindlichen Bedürfnisse, dagegen herrscht die irrwitzige Vorstellung, dass nur mit Anpassung ein gutes Leben möglich sei. Folgerichtig lässt sich eine zugespitzte gesellschaftspolitische Zerstörung des kindlichen Lebens beobachten. Sie ist greifbar in der Unkenntnis und

Abwertung mütterlicher und väterlicher Beziehungswerte, der zu frühen Trennung von Mutter und Kind, der Fremdbetreuung in den ersten 3 Lebensjahren mit niemals ausreichender Bindungsqualität. Auch die mit falschem Ehrgeiz betriebene frühkindliche Bildung hat narzisstische Störungsqualität, wenn sie auf Kosten der weit wichtigeren, natürlichen Beziehungsbindung geschieht. Diese Fehleinschätzung ist Gewalt gegen Kinder, ist Frühtraumatisierung, die aus narzisstischer Empathiestörung von Politikern, Erziehern und Eltern resultiert.

Mit Corona hat sich die Gewalt gegen Kinder wesentlich verschärft, der Kindheitsforscher Michael Hüter[58] spricht vom „ersten Krieg gegen Kinder" in der Menschheitsgeschichte: „Es ist der erste Krieg der Menschheitsgeschichte, in dem wir in vielen und vorrangig westlichen Ländern auch (fast) alle Kinder an die Front schicken – freiwillig, still, ergeben, erbarmungslos." Hüter benennt die „Zwangsquarantäne, Abstandsregelung, Maskenpflicht [über] den ganzen Schultag, dreimal in der Woche testen etc." als die „weiße Folter" des 21. Jahrhunderts.

Diese Einschätzung macht nicht nur die Symptomatik eines Corona-Wahns deutlich, sondern auch die unbewusst-bewusste Zerstörung der Kindheit, wie sie als Kraft in jedem Verantwortlichen dieses Kindheitsmissbrauchs vorhanden sein muss, sonst wäre es nicht denkbar, dass ein solches, mit „Gesundheitsschutz" nicht zu begründendes Verbrechen an Kindern angeordnet und vollzogen werden kann. Die Corona-Angst aktiviert alle Ängste der Frühtraumatisierung – mit deren Ab-

58 M. Hüter, „Corona oder der erste Krieg gegen Kinder", Epoch Times Wochenzeitung, Ausgabe Nr. 13 vom 18.12.2021, <https://www.epochtimes.de/meinung/essay/corona-oder-der-erste-krieg-gegen-kinder-a3665770.html>. Zuletzt abgerufen am 23.02.2022.

wehr-Leistungen ja Machtpositionen erreicht worden sind. Die drohende Erinnerung an die schmerzvolle Selbstentfremdung soll verhindert, der berechtigte hassgetränkte Gefühlsstau selbst erlittener Traumatisierung darf nicht erlebt werden, sondern wird als Ignoranz, Kälte oder gar Hass gegen Kinder abgewehrt und ausagiert. Den Kindern wird in projektiver Abwehr angetan, was man irgendwie selbst erlitten hat. Politisch gesehen, ist frühe Selbstentfremdung funktional, denn die frühe Traumatisierung sichert den narzisstisch-elitären Nachwuchs und vor allem die für alle Taten und Schandtaten brauchbaren Mitläufer. Ich zitiere wieder Michael Hüter, diesmal aus seiner Kompetenz als Historiker: „Alle totalitären Systeme Europas – Nationalsozialismus, Stalinismus, italienischer Faschismus, Francos Diktatur in Spanien etc. – sie alle wurden nicht durch die Machthabenden, nicht durch die Führer und Befehlshaber ermöglicht, sondern ausnahmslos und immer wieder durch die *tolerierende* oder *schweigende Mehrheit*! Durch die Denunzianten aber auch durch die Mutlosen und Ängstlichen. Durch die um ihr Hab und Gut Besorgten. Am Ende verloren fast alle dennoch alles: Hab und Gut, Ehre und Menschenwürde."[59]

Ich muss leider aus meiner Sicht hinzufügen, dass der Verlust an Menschenwürde bereits in der Kindheit geschieht und dann im Erwachsenenleben tragisch und schuldhaft erneut vollzogen wird, diesmal an dazu ernannten „Feinden": Die frühe seelische Verletzung lässt das Opfer zum Täter werden.

Ich sehe unter den politischen Strukturen der westlichen Welt keine Chance, dass Kinder weniger zum Opfer werden

59 M. Hüter, Gastkommentar auf <https://clubderklarenworte.de/wer-keine-maske-traegt-ist-ein-moerder/>. Zuletzt abgerufen am 23.02.2022. Siehe auch M. Hüter, „Kindheit 6.7", 2018.

könnten, eher im Gegenteil, wenn man die völlig unbegründete Impfung gegen COVID-19 bei Kindern bedenkt. Ich wünschte, ich könnte es noch erleben, wenn Eltern, Impfärzte, „Experten" und Politiker wegen Kindeswohlgefährdung zur Rechenschaft gezogen werden.

Auf die Politiker, die Betreuungs- und Bildungseinrichtungen ist in einer narzisstischen Gesellschaft nicht zu hoffen. Bleiben die Eltern, solange es noch leiblich bekannte und verantwortliche Eltern geben wird und auch nicht nur „Elternteil 1" und „Elternteil 2", sondern dezidiert Eltern mit mütterlichen und väterlichen Beziehungsqualitäten. Ja, im Moment haben die Eltern noch Einfluss darauf, ob ihre Kinder mehr oder weniger selbstentfremdet heranwachsen. Ich schließe die Chance einer grundsätzlich nicht gestörten Persönlichkeitsentwicklung in einer narzisstischen Gesellschaft aus. Denn die Qualität selbst bester Elternschaft wird mit Sicherheit durch Bildung, Ausbildung, Beruf und sozial geforderte Anpassung gebrochen. Das Beste, was man erreichen kann, ist, sich eines Konfliktes zwischen echtem und falschem Leben bewusst zu sein, gepaart mit der Fähigkeit, mit diesem Konflikt umgehen und leben zu lernen. Ich kenne viele Eltern – es war in der DDR ein großes Thema und ist es auch heute schon wieder –, die gerade diesen Konflikt eines Doppellebens ihren Kindern ersparen möchten und nicht ahnen, wie sie damit Orientierung, Halt, Vertrauen und Lebensgeschick ihrer Kinder zerstören. Denn Kinder spüren immer, worüber man nicht spricht, und das Beschweigen lässt dann Verunsicherung und Vertrauensverlust entstehen und provoziert eine Eltern-Kind-Beziehungsstörung. Wer Kritik an gesellschaftlichen Verhältnissen hat, vor allem auch die Familien- und Bildungspolitik betreffend, kritische Fragen zur Fremdbetreuung und das Leben in Krippen und Kindergärten und Schulen, wer die aktuelle Sexualerziehung für fragwürdig hält, muss mit seinen Kindern darüber sprechen und kann ihnen die Belastung durch unterschiedliche und widersprüchliche Realitäten nicht ersparen. Eine geheuchelte Position der Eltern, ihre spürbar eingeengte Anpassung, das Vermeiden kritischer Fragen und Antworten sind mit Sicherheit verstörender als klare Aussagen, auch wenn diese im Widerspruch stehen zum Gelernten in der Schule, zum medialen Mainstream oder einer politischen Einstellung mit Karrierechancen. Man kann den Kindern den Konflikt zwischen möglicher Selbstentfaltung und erwarteter Selbstentfremdung nicht wirklich ersparen. Entweder er verläuft unbewusst, macht krank und unglücklich oder er wird bewusst besprochen und man sucht nach situativen Lösungen. Das macht Stress, bedeutet oft Angst und soziale Angriffe, fördert aber die persönliche Reife und innere Klarheit. Anpassung heißt immer Erkrankungsgefahr oder Bösartigkeit, Autonomie heißt immer Stress und Bedrohung von außen. Beides sei schlecht? Der Unterschied liegt zwischen echtem und falschem, zwischen würdevollem oder unwürdigem Leben, zwischen Würdebewahrung und Würdeverlust.

Haben wir erst einmal den unvermeidbaren zentralen Lebenskonflikt zwischen Selbst- und Fremdbestimmung akzeptiert, so lässt uns dies Praktiken der Konfliktbearbeitung und -lösung finden:

- sich Zeit nehmen für regelmäßige Gespräche mit Kindern,
- ihnen wirklich zuhören, wie es ihnen geht, was sie denken, fühlen, wollen oder nicht,

- das Gehörte verstehen wollen, d. h. nicht belehren, nicht besser wissen, nicht kritisieren, nicht abwerten oder moralisieren,
- offen von eigenen Gedanken, Erfahrungen und Befürchtungen sprechen, statt die Kinder mit Vorwurf, Belehrung und Kritik zu überziehen.

Diese elterliche Einstellung ist sowohl empathisch mit anderen („Ah, ich verstehe, so ist das für dich!") wie auch mit sich. Die Eltern teilen mit, wie sie eine Situation einschätzen und damit umgehen wollen. Dabei werden auch eigene Ängste, Unsicherheiten, Ratlosigkeit kommuniziert. Eine elterliche Unsicherheit ist ja oft real und das zu kommunizieren, schafft mehr Vertrauen und Kontakt als ein feiges Ausweichen oder eine gespielte Sicherheit.

Ganz wichtig ist im Beziehungskontakt über konflikthafte Themen das Zulassen von Gefühlen, ein wünschenswerter emotionaler Ausdruck belastenden Erlebens. Wut, Empörung, Hass, Schmerz, Trauer, Erleichterung, Freude, Gewissheit helfen, sich in Konflikten klärend zurechtzufinden. Mit dem Gefühlsausdruck lassen sich innerseelische Konflikte häufig auflösen. Bei realen Konflikten mit einer normopathischen Umwelt kann zwar der Gefühlsausdruck nicht den Konflikt lösen, aber zur Entlastung und kognitiven Klarheit wesentlich beitragen. Das ist vielen Eltern fremd, dass sie vor ihren Kindern Gefühle zeigen könnten, in der irrigen Annahme, sie müssten doch „stark" sein, um ihre Kinder nicht zu verunsichern. Nicht die Offenheit über Unsicherheiten ist das Problem, sondern die spürbare Verschlossenheit und damit das Unechte.

Echte Gefühle sind ansteckend und damit immer eine Belastung für alle Beteiligten, aber eben dann auch nach Entladung befreiend und entlastend, anders als zurückgehaltene Gefühle, die Stress, Reizbarkeit, Ärgerlichkeit, Beziehungsspannung hinterlassen. Und ebenso neigen Eltern häufig dazu, Gefühle bei ihren Kindern zu verhindern durch zu schnellen Trost, Beruhigungsversuche oder gar eine Forderung, sich lieber zu beherrschen. Es sind dann meistens die Eltern, die echte Gefühle nicht aushalten, weil sie selbst im Gefühlsstau sind.

Lasst die Kinder weinen, schreien, toben, schlagen, treten, beißen, lachen, springen – das alles können Eltern bejahen und fördern. Eine Grenze emotionaler Entladung zieht selbstverständlich der notwendige Schutz von Gegenständen oder Personen. Die heftige Gefühlsabfuhr, verbunden mit physischer Gewalt, gehört auf eine Matte oder an einen Box-Sack oder in einen Raum, der ausgelassene Bewegungen und Töne zulässt.

Sprechen Eltern Verurteilungen aus, dann möglichst nicht über das Wesen des Kindes („du bist so böse“), sondern nur über deren jeweilige Handlung. Auch hier benutzen sie Ich-Botschaften und teilen mit, wie es ihnen mit dem Kind geht: „Das finde ich gut!“, „Das verstehe ich!“, „Das macht mir Angst!“, „Da bin ich ganz unsicher!“, „Das weiß ich nicht!“

Man wird oft nicht übereinstimmen, dann ist es wichtig, nicht mehr rational zu argumentieren, sondern sich individuell und emotional mitzuteilen: „Mir geht es jetzt so …, weil …“, „Ich denke, fühle so …, weil …“. Die mit Selbsterkenntnis verknüpfte Begründung „…, weil ich Angst habe“, „…, weil ich unsicher bin“, „… weil ich diese Erfahrung gemacht habe“, „…, weil mir das Sicherheit gibt“ lässt dann eine weitere Erforschung der Angst, der Unsicherheit, der Erfahrung, des Sicherheitsbedürfnisses zu. Damit wird eine Grundlage dafür hergestellt, sich zu verstehen und zu bestätigen, ohne einer Meinung zu sein. Das Erlebnis „Ich werde empfangen und verstanden, auch wenn ich eine abweichende Position gegenüber dem Empfangenden habe“ schafft ein großartiges Gefühl des Selbstverständnisses und der Beziehung zueinander.

Natürlich gibt es immer Inhalte und Themen, zu denen Kindern Erfahrungen, Kenntnisse fehlen, die man als Eltern vermitteln muss. Immer mit dem Wunsch, vom Kind verstanden zu werden (z. B. durch Rückfrage: Wie verstehst du das? Wie findest du das? Kannst du was damit anfangen?).

Und es gibt die elterliche Verantwortung, klare Verbote, Gebote, Forderungen und Begrenzungen auszusprechen und einzufordern. Das ist erfahrungsbedingt und entwicklungspsychologisch unvermeidbar. Es ist aber bei einer vertrauensvollen Eltern-Kind-Beziehung auch kein Problem, vor allem wenn auch hier Eltern sagen: „Ich will das, weil ich …!“, „Du musst das jetzt erst mal annehmen und tun, weil ich …!“ In den meisten Fällen erleben Kinder solche Aussagen als hilfreiche Orientierung und haltgebend bei zu komplexen und noch unbekannten Zusammenhängen und Hintergründen.

Die antiautoritäre Bewegung hingegen hat auf die Traumatisierung durch autoritäre Erziehung mit einer Art Reaktionsbildung geantwortet, die Grenzenlosigkeit propagierte. So hat sie Kindern eine Auseinandersetzung mit notwendigen Schranken verweigert und das autoritäre Trauma in das Trauma des unbegrenzten Laissez-faire verwandelt.

Eltern können ihren Kindern nicht den Konflikt mit entfremdenden Normen und Werten der Gesellschaft und Machtinteressen der Eliten ersparen. Sie sollten sich für eine gute Familienpolitik, für Elternschulen engagieren, sie können sich mit Erzieherinnen und Lehrern auseinandersetzen und sich für ihre Kinder einsetzen. Aber am wichtigsten ist eine vertrauensvolle Eltern-Kind-Beziehung, die aus Zeit füreinander entsteht, durch Zuhören, Verstehenwollen, Ich-Botschaften-Senden und durch Absprachen, in denen unterschiedliche Positionen ihr Recht behalten. Es ist eine schwere, schöne Beziehungsarbeit!

Kinder, die in einer solchen Beziehungskultur aufwachsen können, werden befähigt, mit den dargestellten 5 Verhaltensoptionen in normopathischen Gesellschaftsverhältnissen in Würde – wenig entfremdet – leben zu lernen. Das ist die Alternative: Die menschliche Reifung durch konflikthaftes Leben oder ein entfremdetes, falsche Leben durch scheinbar konfliktvermeidende Anpassung! Ich spreche dabei nicht von den neurotischen Konflikten, die als Folge früher Entfremdung als innerseelisches Für und Wider das Leben belasten, aber durch Therapie lösbar wären, ich spreche von den realen, unvermeidbaren Konflikten zwischen echter Eigenständigkeit in sozialer Bezogenheit und dem ständigen Druck zur Anpassung an falsches Leben in Abhängigkeit von normopathischer Macht, die nicht therapeutisch, sondern nur revolutionär lösbar wäre.

Eltern können sehr viel dazu beitragen, dass die Selbstentfremdung ihrer Kinder begrenzt bleibt, wenn sie die unvermeidbaren Konflikte mit normopathischen Werten dabei akzeptieren. Eltern, die diesen Weg scheuen oder selber Interesse haben, ihre Selbstentfremdung an ihre Kinder weiterzugeben, damit sie ihren eigenen Weg unkritischer und schmerzlicher Anpassung nicht infrage stellen müssen, mögen erfolgreiche Normopathen erziehen, die dann als Erwachsene in Verantwortung stehen, ihre Selbstentfremdung zu verfestigen und weiterzugeben oder infrage zu stellen und verhindern zu lernen. Das ist ein zentrales Anliegen jeder qualifizierten Psychotherapie:

erinnern, verstehen, emotional verarbeiten, das eigene Verhalten verändern![60]

All das, was man mit Kindern einüben kann und sollte, gilt auch für eine hilfreiche Beziehungskultur unter Erwachsenen gegen Selbstentfremdung:

- aktiv zuhören,
- sich internal mitteilen (nicht über etwas oder jemanden sprechen, sondern von sich),
- das Gehörte zurückmelden, wie man es verstanden hat,
- nicht belehren, kritisieren, ermahnen, moralisieren, sondern nur empfangen und bestätigen, was man verstanden hat,
- die häufigen Abweichungen zwischen Gehörtem und Verstandenem so lange hin und her klären, bis sicher gesagt werden kann: „Ich habe dich verstanden!" und „Ich fühle mich von dir verstanden!" – ohne dass man einer Meinung sein muss,
- unvermeidbare unterschiedliche Meinungen und Positionen nicht bewerten, sondern die Unterschiede erforschen: „Ich denke so, weil … und du denkst so, weil …".

Selbstentfremdung bedeutet ja immer einen Dissens zwischen der veröffentlichten Meinung, von der man oft auch selbst überzeugt ist, und der meist unbewussten eigenen, echten Bedürftigkeit. Mitunter spürt man den Dissens zwischen dem, was man jetzt tun muss oder sagen soll und dem, was man eigentlich

60 H.-J. Maaz, „Hilfe! Psychotherapie", 2014.

möchte und lieber nicht ausspricht. In der Sozialpsychologie wird der Konflikt zwischen eigenen Wertvorstellungen und realem Verhalten „kognitive Dissonanz" genannt. Eine solche „kognitive Dissonanz" wird praktisch mit der Selbstentfremdung durch Frühtraumatisierung massenhaft erzeugt mit dem Ergebnis, dass geglaubt wird, dass das reale Verhalten tatsächlich eigenen Wertvorstellungen entsprechen würde – eine zentrale Quelle für psychische und psychosomatische Erkrankungen und ein allgemeines Lebensunbehagen, das man sich nicht erklären kann, wenn man feststellen muss, doch öffentlich alles erreicht zu haben. Der Erfolg im falschen Leben nutzt nicht nur als Droge, sondern ist auch Selbstbetrug und Quelle für Unzufriedenheit und permanenten Stress.

Sich politisch für den Erhalt demokratischer Verhältnisse zu engagieren ist höchst ehrenwert, vor allem auch, wenn man sich damit existenziell in zunehmend undemokratischen Verhältnissen real gefährdet. Und wenn man damit rechnen muss, neue totalitäre Strukturen aktuell nicht verhindern zu können, bleibt das Bemühen von höchstem Wert, Selbstentfremdung zu erkennen, zu vermindern und im kleinsten Kreis in Beziehungskultur leben zu lernen und damit zufriedene Augenblicke zu erreichen und seine Würde zu wahren.

Weiterführende Literatur

BIRBAUMER, N. (Hrsg.): *Psychophysiologie der Angst*. München, Wien, Baltimore: Urban & Schwarzenberg 1977 (2., neubearbeitete Aufl.).

LE BON, G.: *Psychologie der Massen*. Hamburg: Nikol Verlag 2009.

FISCHER, F.: *Die konstruierte Gefahr. Feindbilder im politischen Extremismus*. Baden-Baden: Nomos Verlagsgesellschaft 2018.

FREUD, S.: *Massenpsychologie und Ich-Analyse*. Leipzig, Wien, Zürich: Internationaler Psychoanalytischer Verlag 1921.

GENDLIN, E. T./WILTSCHKO, J.: *Focusing in der Praxis. Eine schulenübergreifende Methode für Psychotherapie und Alltag* (Leben Lernen 131). Stuttgart: Klett-Cotta 2007.

HÜTER, M.: *Kindheit 6.7*. Melk: Edition Liberi & Mundo 2018.

MAAZ, H.-J.: *Der Gefühlsstau*. Berlin: Argon Verlag 1990, (Neuauflage München: C.H.Beck 2012).

MAAZ, H.-J.: *Der Lilith-Komplex*. München: C.H.Beck 2003.

MAAZ, H.-J.: *Die narzisstische Gesellschaft*. München: C.H.Beck 2012.

MAAZ, H.-J.: *Hilfe! Psychotherapie*. München: C.H.Beck 2014.

MAAZ, H.-J.: *Das falsche Leben*. München: C.H.Beck 2017.

MAAZ, H.-J.: *Das gespaltene Land*. München: C.H.Beck 2020.

REICH, W.: *Die Massenpsychologie des Faschismus*. Kopenhagen, Prag, Zürich: Verlag für Sexualpolitik 1933 (Neuausgabe Frankfurt/M.: S. Fischer 1974).

RÖPER, T.: *Inside Corona – die wahren Ziele hinter COVID-19*. Gelnhausen: J. K. Fischer-Verlag 2022.

SCHWAB, K.: *Die vierte industrielle Revolution*. München: Pantheon-Verlag 2016.

Schwab, K./Malleret, T.: *The Great Reset*. Zürich: ISBN-Agentur Schweiz 2020. (Deutschsprachige Ausgabe: *COVID-19: Der große Umbruch*. Genf: Verlag Forum Publishing 2020).

Stern, D.: *Die Mutterschaftskonstellation*. Stuttgart: Klett-Cotta 2020.